Emmanuel Obiano

ERRO NA PREVENÇÃO E CONTROLO DO VIH/SIDA

Emmanuel Obiano

ERRO NA PREVENÇÃO E CONTROLO DO VIH/SIDA

Quando os clientes, e não os prestadores de serviços, assumem a liderança

ScienciaScripts

Imprint
Any brand names and product names mentioned in this book are subject to trademark, brand or patent protection and are trademarks or registered trademarks of their respective holders. The use of brand names, product names, common names, trade names, product descriptions etc. even without a particular marking in this work is in no way to be construed to mean that such names may be regarded as unrestricted in respect of trademark and brand protection legislation and could thus be used by anyone.

Cover image: www.ingimage.com

This book is a translation from the original published under ISBN 978-3-659-74151-7.

Publisher:
Sciencia Scripts
is a trademark of
Dodo Books Indian Ocean Ltd. and OmniScriptum S.R.L publishing group

120 High Road, East Finchley, London, N2 9ED, United Kingdom
Str. Armeneasca 28/1, office 1, Chisinau MD-2012, Republic of Moldova, Europe
Printed at: see last page
ISBN: 978-620-8-33705-6

Copyright © Emmanuel Obiano
Copyright © 2024 Dodo Books Indian Ocean Ltd. and OmniScriptum S.R.L publishing group

ERRO NA PREVENÇÃO E CONTROLO DO VIH/SIDA

Quando os clientes, e não os prestadores de serviços, assumem a liderança

Por

Emmanuel Chukwuma Obiano Doutoramento

Resumo

Como parte da sua resposta nacional à epidemia de VIH/SIDA que assola o país, a Nigéria adoptou o modelo americano de aconselhamento e teste voluntário (VCT) como um programa de "porta de entrada" que exerce uma influência "alimentadora" sobre todos os outros programas de controlo do VIH/SIDA. Esta adoção é, na verdade, uma "transferência de política externa". Esta tese, centrada no Estado de Anambra, avaliou a eficácia da política de VCT na Nigéria. Esta avaliação foi efectuada através do teste de três hipóteses formuladas em torno de três pressupostos políticos habitualmente utilizados no VCT, a saber: (i) existe uma relação significativa entre a frequência do fluxo de clientes nos centros de VCT e a população em risco do Estado de Anambra. (ii) Existe uma relação causal direta entre os serviços de aconselhamento prestados nos centros de ATV e a vontade do cliente de fazer o teste do VIH. (iii) Os clientes seropositivos que passam pelo processo de aconselhamento mostram uma mudança significativa nas atitudes e no comportamento para evitar a infeção de outros com o vírus durante a sua vida pós-TV. Foram recolhidos dados sobre o fluxo de clientes de todos os 117 centros de VCT no Estado de Anambra entre 2006 e 2012. Foram realizadas sessões de aconselhamento de vida real pelo investigador (que é um conselheiro de ATV para o VIH/SIDA com formação e certificado) em cinco centros de ATV designados, a partir dos quais foram gerados 150 clientes seropositivos, que foram utilizados como amostra de respostas a um questionário. O questionário abordava três questões centrais de atitude e comportamento relacionadas com a transmissão do VIH a outras pessoas. Todos os dados recolhidos foram resumidos e apresentados em tabelas. Os processos analíticos aplicados foram a análise de conteúdo, o quadro lógico, o modelo racional e a análise comparativa. Todos os valores quantitativos resultantes da análise foram submetidos ao Teste Qui-Quadrado de Significância com $P < 0,05$. O estudo concluiu que: (i) os fluxos de clientes nos centros de ATV não foram significativos (X^2 cal = 6411531.70; X^2 tab @ df4, $P < .05 = 9.49$). (ii) O processo de aconselhamento não tem uma relação causal direta com a vontade dos utentes de fazer o teste do VIH (X^2 cal = 758.10; X^2 tab @ df3, $P < .05 = 7.81$). (iii) Os clientes seropositivos durante o período pós-TV não alteram significativamente as suas atitudes e comportamentos para não infetar outros com o vírus (X^2 cal = 32,36; X^2 tab @ df 5, $P < .05 = 11,0$). Por conseguinte, a noção de "porta de entrada" do ATV, considerada como um dado adquirido, não foi confirmada. Por conseguinte, a política de VCT foi considerada ineficaz e ineficiente. Devido ao efeito "alimentador" que o ATV foi concebido para exercer sobre outros programas de VIH/SIDA, a sua ineficácia e ineficiência repercutem-se subsequentemente em todos os outros programas de controlo do VIH/SIDA. O estatuto "pacifista" da política de ATV e a consequente fuga de eficácia e eficiência explicam, em parte, porque é que o VIH/SIDA persiste na Nigéria como uma epidemia interminável há 24 anos e como uma emergência nacional há 13 anos, causando grandes prejuízos à sociedade, incluindo a asfixia do desenvolvimento do capital humano. Enquanto uma epidemia semelhante da doença do vírus Ébola (DVE) foi eficazmente controlada em menos de dois anos. O estudo recomenda, entre outras coisas, uma mudança de paradigma na política, da política de VCT para uma política de aconselhamento e testagem "universal" (UCT) consistente com as abordagens fundamentais de saúde pública existentes para combater epidemias e emergências nacionais e "interconectando-as".

Índice

Dedicação

Este trabalho é dedicado ao meu falecido pai, Ben Okoye Obiano:

- Em homenagem ao seu amor pela educação e pela aprendizagem.
- Em agradecimento pelo seu empenhamento na formação dos seus filhos, pupilos e outros.
- Como um legado reconfortante para um destino que ele imaginou, mas não conseguiu chegar.

Agradecimentos

Dou a Deus a Glória por me ter preservado de todas as tempestades e provações encontradas nos longos anos deste estudo. Estou especialmente grato ao meu orientador, Prof. Fidelis C. Okoli, pelo seu cuidado paternal e pela sua tutela especial, erudita e meticulosa, não só em relação a esta tese, mas também durante todo o período da minha permanência académica na Universidade da Nigéria, Nsukka.

Expresso o meu apreço ao Líder de Discussão da minha proposta de tese e da minha tese, Prof. Chike. Ofuebe, que, juntamente com o meu orientador, me ajudou em grande medida a readaptar e a realinhar o meu quadro teórico. A este respeito, ajudaram-me a concretizar a minha visão e a decidir "importar" a "Teoria das Portas de Entrada" do Setor da Saúde e "domiciliá-la" como um dos instrumentos de análise de rotina na Administração Pública.

Expresso também o meu apreço aos principais debatedores dos meus trabalhos de seminário, (Prof. Oguonu; e Prof. Mrs. R. C. Onah) não só pelas suas críticas muito perspicazes, mas também pela privilégio de me disponibilizarem as suas cópias pessoais de documentos para facilitar as correcções. A minha gratidão vai também para a antiga Diretora do Departamento de Administração Pública e Governo Local (PALG), Dra. (Sra.) Sylvia Agu, pelo seu maravilhoso apoio académico, administrativo e moral. Devo muito ao Dr. C. U. Agalamanyi e ao Dr. B. A. Amujiri pela sua amizade esclarecedora. Fab Onah, ao Prof. Uche Nnadozie e a outros ilustres membros do Comité de Pós-graduação do PALG, estou muito grato.

Aos outros funcionários do PALG, em especial ao Sr. S. E. Nwafor e à Amaka Ugwuta, o meu muito obrigado por toda a vossa ajuda, tal como agradeço à Dra. M. A. Obi, ao Prof. A. Madu (Decano da Faculdade de Ciências Sociais) e a Prof.ª (Sra.) S. I. Modueme por terem arranjado tempo, sem qualquer compromisso prévio, para dar conselhos úteis na preparação da minha sinopse. Aos meus colegas estudantes de investigação de pós-graduação, especialmente a Favour C. A. Okolie, Christopher Amechi Ugwuibe e Asadu Ikechukwu, o meu muito obrigado pelas vossas discussões perspicazes e pela troca de ideias, bem como por todo o apoio e motivação.

Estou em dívida para com o Sr. Osemeka Amechi e a Sra. Ngozi Welumkalu, ambos da Agência de Controlo da SIDA do Estado de Anambra (ANSACA), pela sua ajuda na obtenção dos dados necessários da Agência e de outros gabinetes relevantes. Da mesma forma, o Sr. Louis Anyasoro, também da ANSACA, foi de grande ajuda para facilitar o meu acesso aos principais contactos das PVVS.

O Dr. Chukwudi J. Okoye, antigo Gestor de Programas, Gabinete de Campo de Anambra, Family Health International (FHI), foi fundamental para a minha exposição a perspectivas internacionais sobre o VIH/SIDA. Devo também uma menção de gratidão ao Sr. C. K. Mogbo (rtd) e ao Dr. O. E. Ezeaku, ambos do Ministério da Saúde do Estado de Anambra, pelas suas úteis discussões académicas e pela sua ajuda no acesso a recursos materiais relevantes.

Agradeço a paciência da minha mulher, Maria Obiageli, e dos membros da minha família direta, ao absorverem todas as privações que a realização deste estudo lhes trouxe.

Emmanuel Chukwuma Obiano

Departamento de Administração Pública e Administração Local (PALG)
Universidade da Nigéria, Nsukka.
(ecobiano@yahoo.com)

Lista de abreviaturas e acrónimos

AAI-N	-	Action Aid International - Nigeria
AIDS	-	Acquired Immune Deficiency Syndrome
ANSACA	-	Anambra State AIDS Control Agency
ART	-	Anti Retroviral Therapy
ARV	-	Anti Retroviral Drug
CIDA	-	Canadian International Development Agency
CSW	-	Commercial Sex Worker
CSOs	-	Civil Society Organizations
DFID	-	[UK] Department for International Development
DNA	-	Deoxy-Ribonucleic Acid
EHORECON	-	Environmental Health Officers Registration Council of Nigeria
ELISA	-	Enzyme Linked Immuno-Sorbent Assay
FBOs	-	Faith Based Organizations
FHI	-	Family Health International
FMoH	-	Federal Ministry of Health
GhAIN	-	Global HIV/AIDS Initiative, Nigeria
GRID	-	Gay-Related Immune Disorder
HAART	-	Highly Active Anti-Retroviral Therapy
HBC	-	Home Based Care
HCT	-	HIV Counselling & Testing
HIV	-	Human Immuno-Deficiency Virus
IDUs	-	Intra-venous Drug Users
IEC	-	Information Education and Communication
JICA	-	Japanese International Cooperation Agency
MCT	-	Mobile Counseling and Testing
NACA	-	National Agency for the Control of AIDS
NEPAD	-	New Partnership for African Development
OVC	-	Orphan and Vulnerable Children
PLWHAs	-	Persons Living With HIV and AIDS

PHC	-	Primary Health Care
PHCC	-	Primary Health Care Coordinator
PMTCT	-	Preventing Mother to Child Transmission
PPFN	-	Planned Parenthood Federation of Nigeria
RNA	-	Ribo-Nucleic Acid
SACA	-	State Action Committee on AIDS
SFH	-	Society for Family Health
STI	-	Sexually Transmitted Infection
UCT	-	Universal Counseling and Testing
UNDP	-	United Nations Development Program
USAID	-	United States Agency for International Development
VCCT	-	Voluntary Confidential Counseling & Testing
VCT	-	Voluntary Counseling & Testing
WHO	-	World Health Organization

CAPÍTULO 1

INTRODUÇÃO

1.1 Antecedentes do estudo

O Vírus da Imunodeficiência Humana (VIH) e a Síndrome da Imunodeficiência Adquirida (SIDA) foram formalmente notificados pela primeira vez em junho de 1981, nos Estados Unidos (Ijezie, 1995:7). A partir deste período, os nigerianos consideraram o VIH/SIDA como uma 'doença estrangeira' até que o primeiro caso de VIH/SIDA foi formalmente notificado na Nigéria em 1986, surpreendentemente numa rapariga de 13 anos (Ijezie, 1995:7; FMoH, 1992:2). Apesar deste relatório formal, o debate sobre o VIH/SIDA na Nigéria após 1986 caracterizou-se em grande medida pela controvérsia e negação, até que o primeiro inquérito nacional sobre a seroprevalência do VIH, realizado em 1991, divulgou um relatório alarmante, mas autêntico, segundo o qual 1,8% dos nigerianos já estavam infectados com o VIH. Estas estatísticas, com uma população de 88 992 220 habitantes em 1991, indicam que, em 1991, 1 601 860 nigerianos estavam efetivamente infectados com o VIH. Com este desenvolvimento, a realidade do VIH/SIDA começou a ser percebida pelos nigerianos. Outros exercícios nacionais de vigilância sentinela do VIH posteriores a 1991 tinham revelado uma taxa de prevalência consistentemente elevada, com um pico em 2001: 3,8% em 1993; 4,5% em 1996; 5,4% em 1999; 5,8% em 2001 e 5% em 2003. Posteriormente, registou-se um declínio lento (4,4% em 2005; 4,6% em 2008 e 4,1% em 2010), evidenciando a estabilização da doença (FMoH, 2004:14; FMoH, 2010:xi).

Apesar de o VIH/SIDA ter sido registado pela primeira vez nos Estados Unidos, a sua propagação e impacto têm sido mais generalizados nos países em desenvolvimento, especialmente na África subsariana. Aproximadamente 68 - 70% de todas as pessoas que vivem com VIH/SIDA são da África subsariana (FMoH 2004:18; FMoH, 2010:2). A pobreza, entre outros factores, foi identificada como sendo responsável pela rápida propagação do VIH/SIDA na África Subsariana. Intimamente relacionado com isto estão as baixas capacidades dos países afectados para reunir e manter um controlo eficaz contra o VIH/SIDA, devido principalmente a "limitações de recursos" e indisposições relativas a políticas, competências técnicas e programação (OMS, 2011:49; ONUSIDA, 2011:152). Esta situação aplica-se à Nigéria. Devido a este constrangimento de recursos e a outras indisposições entre os países mais afectados, a comunidade internacional de doadores intensificou a assistência a estes países para aumentar os seus esforços nacionais de controlo contra o VIH/SIDA. A Agência dos Estados Unidos para o Desenvolvimento Internacional (USAID) tem sido o principal doador na luta contra o VIH/SIDA a nível mundial (Coovadia e Hadingham, 2005:15; Muanya, 2013:40). A assistência da USAID na área do VIH/SIDA é gerida por uma Organização Não Governamental Internacional incorporada nos Estados Unidos - a Family Health International (FHI) - com presença operacional estrangeira em mais de 60 países, incluindo a Nigéria.

É claro que, a todos os níveis do governo, a política oficial especifica muitas medidas e estratégias multi-sectoriais e multi-disciplinares para responder à pandemia do VIH/SIDA. Entre as muitas estratégias de prevenção e controlo do VIH/SIDA apresentadas na Secção 2.1.3, a FHI escolheu e elevou, como política deliberada, o Aconselhamento e Testagem Voluntários (ATV) como o arsenal ofensivo-defensivo mais importante e mais estratégico contra o VIH/SIDA. Acredita-se que o ATV é fundamental para o êxito de todos os outros serviços de luta contra o VIH/SIDA, uma vez que se presume que o ATV constitui uma "porta de entrada" indispensável para a aceitação de outros serviços de prevenção, cuidados e apoio ao VIH/SIDA (FMoH, 2003:124; PNUD, 2005:iv). Por conseguinte, a FHI concebeu um modelo de centro de ATV e procedimentos operacionais normalizados para todos os serviços de ATV e prestadores de serviços, aplicáveis tanto nos Estados Unidos como em todos os países anfitriões da FHI, incluindo a Nigéria, da qual o Estado de Anambra é uma parte inextricável.

Devido à forte influência global dos Estados Unidos e da USAID, e à posição de liderança da FHI nos países de acolhimento, este modelo americano de centro de ATV e os procedimentos operacionais tornaram-se dominantes em todos os países de acolhimento da FHI. Assim, os pressupostos de trabalho da USAID/FHI sobre o ATV foram elevados ao estatuto de "teoria de trabalho", tendo em conta a sua adoção por outras organizações e aplicação em todos os países de acolhimento, incluindo a Nigéria. Esta "teoria de trabalho" do VCT é referida como a "Teoria da Porta de Entrada" ou "Teoria do Ponto de Entrada" do VCT. (FM0H, 2003: UNDP, 2005). Na Nigéria, outros parceiros de implementação da FHI, bem como o Ministério Federal da Saúde (FMoH), adoptaram o modelo americano de centro de ATV e os procedimentos operacionais como normas nacionais. Por conseguinte, todos os centros de ATV atualmente em funcionamento na Nigéria cumprem rigorosamente os requisitos normalizados especificados pelo Ministério Federal da Saúde (FMoH, 2003 b) como política oficial da República Federal da Nigéria.

Embora, como mencionado acima, os esforços da Nigéria para controlar o VIH/SIDA tenham conseguido uma estabilização da epidemia (prevalência de 4,4% em 2005 e 4,1% em 2010), o inverso é o caso do Estado de Anambra. Pelo contrário, a prevalência no Estado tem registado um aumento constante desde 2005: 4,2% em 2005; 5,6% em 2008 e 8,7% em 2010 (FMoH, 2010; ANSACA, 2012). Atualmente, a preocupação para a Nigéria, e muito mais premente para o Estado de Anambra, é uma avaliação crítica da eficácia dos actuais esforços e estratégias de controlo contra o VIH/SIDA, de modo a determinar o "roteiro" a seguir daqui para a frente. Uma vez que os serviços de ATV têm sido a "ponta da seta" nas estratégias de controlo existentes, qualquer avaliação significativa deve, racionalmente, começar e centrar-se mais no impulso da política de ATV. Esta tese responde a esta necessidade.

É importante compreender as questões políticas básicas inerentes ao modelo americano de VCT:

- A aceitação do serviço é iniciada pelo cliente. Os prestadores de serviços não tomam a iniciativa de atrair, persuadir ou coagir o utente a aceitar os serviços de ATV.
- O cliente consente voluntariamente em fazer um teste de VIH. O cliente não é de forma alguma coagido ou obrigado a submeter-se ao teste de VIH.
- O resultado do teste (seropositividade) é estritamente confidencial. Não pode ser divulgado a qualquer outra pessoa ou parte sem o consentimento prévio do cliente.
- Os direitos humanos são tidos em conta para o cliente seropositivo, incluindo o direito à confidencialidade, o direito a cuidados paliativos, o direito à não estigmatização e o direito à não discriminação.

Para além do que precede, acrescenta-se o que se pode designar por outra política adjuvante de ATV, que desempenha o papel de "programa de porta de entrada" para todas as outras estratégias de prevenção e controlo. Isto implica que este estudo se debruça sobre uma avaliação política composta: uma avaliação da eficácia da política de ATV per se; e uma avaliação da eficácia da política de ATV como porta de entrada para todas as outras estratégias de prevenção e controlo do VIH/SIDA na Nigéria, com especial incidência no Estado de Anambra.

1.2. Declaração do problema

Dado que o VIH/SIDA começou nos Estados Unidos, a resposta política inicial do país ao VIH/SIDA foi formulada de acordo com as peculiaridades nacionais existentes, sem grande influência externa. Por conseguinte, o modelo americano de VCT está em conformidade com as realidades nacionais americanas e adapta-se a elas. Como já foi referido, a Nigéria adoptou totalmente o modelo americano de ATV como norma nacional (FMoH, 2003(b); NACA, 2003). Mas a adoção pela Nigéria do modelo americano de VCT aproxima-se daquilo a que Twum (2013:86) chama uma "transferência de políticas". Twum argumenta que a "transferência de políticas" de um país desenvolvido para um país em desenvolvimento enfrenta dois problemas. Em primeiro lugar, citando Majorne (1989), demonstra que a política específica que está a ser transferida é transferida de forma isolada [individualmente], sem a "interconectividade política" com todas as outras ligações existentes entre a política transferida e outras políticas no país (Twum, 2013; 88). Em segundo lugar, citando Evans (2004) e Stone (2001), demonstra ainda que, no país em desenvolvimento que pede emprestada a "transferência de políticas", pode não existir um ambiente propício e capacidades adequadas. Assim, o que ele chama de "uma implementação de política igual para igual" não pode ser alcançada (Twum, 2013:86, 88). Por conseguinte, a adoção do modelo americano de VCT pela Nigéria e pelo Estado de Anambra enfrenta, em termos gerais, o problema da "adequação" às peculiaridades socioeconómicas locais.

O prognóstico e a epidemiologia do VIH/SIDA são complexos. Por um lado, todas as pessoas, independentemente do sexo, idade ou estatuto, são susceptíveis e, por conseguinte, correm o risco de infeção. Por outro lado, para agravar a situação, algumas pessoas que contraem o vírus (VIH) podem permanecer saudáveis durante anos sem desenvolver a doença (SIDA). Infelizmente, porém, estarão a infetar outras pessoas com o vírus, sem o saberem. Por conseguinte, é imperativo que o teste de VIH seja realizado, sem falta, em todos os "clientes de captação" para determinar o seu estado de VIH. Por conseguinte, qualquer falha no teste do VIH entre os "clientes de captação" ou os clientes aconselhados constitui um risco acrescido para a sociedade.

Por uma questão de diretiva política, todos os centros de ATV de modelo americano na Nigéria estão integrados no sistema hospitalar. Ou seja, os centros estão localizados e sediados em clínicas, centros de saúde ou hospitais. O motivo político da localização destes centros de ATV em ambientes hospitalares é permitir que as pessoas que procuram os serviços de ATV se "misturem" com outros clientes do hospital para evitar uma deteção fácil e o consequente estigma. Infelizmente, porém, a localização dos centros de ATV nos hospitais pode colocar o problema da "acessibilidade" à população em massa. Como é sabido, em média, os nigerianos não vão a oficinas mecânicas a não ser que os seus veículos já estejam seriamente "avariados". Do mesmo modo, os nigerianos não vão aos hospitais e centros de saúde a não ser que estejam manifestamente doentes.

A propagação do VIH/SIDA evoluiu de uma "epidemia" para uma "pandemia". Devido ao impacto intenso e extenso do VIH/SIDA nos indivíduos afectados, nas famílias e na sociedade em geral, a comunidade internacional declarou o VIH/SIDA não só como um "problema de saúde", mas também como um "problema de desenvolvimento". Por conseguinte, o controlo do VIH/SIDA foi adotado como parte dos Objectivos de Desenvolvimento do Milénio (NPC,

2004; Wikipedia, 2014). A este respeito, a Nigéria declarou formalmente o VIH/SIDA como uma epidemia e uma emergência nacional (NACA, 2002). No sector da saúde, existem abordagens fundamentais para combater as "epidemias" e as "pandemias". Do mesmo modo, existem abordagens fundamentais para responder a emergências nacionais, seja na Nigéria ou noutro lugar. No entanto, a propósito, as questões políticas inerentes, bem como os procedimentos e metodologias prescritos para o modelo americano de VCT, especialmente a abordagem dos direitos humanos (MEDIZIK Editorial, 2004), são inconsistentes com as abordagens fundamentais para combater as epidemias e as emergências nacionais na Nigéria, tal como previsto nas Leis da Saúde Pública - que são instrumentos políticos existentes. Estas abordagens fundamentais incluem, entre outras, a divulgação/notificação de todos os casos/incidentes à autoridade sanitária competente como uma obrigação legal; testes obrigatórios a todos os "suspeitos" para determinar o seu estado; restrição dos movimentos/actividades dos suspeitos e contactos para observação, quarentena ou isolamento, conforme o caso; etc.

Estes problemas aplicam-se, sem dúvida, ao Estado de Anambra, tal como se aplicam à Nigéria. Tendo em conta o que precede, esta tese abordou as seguintes questões de investigação:

i). Os centros de ATV geram um fluxo adequado de clientes [em proporção à população em risco], a partir do qual os outros programas obtêm a sua clientela no continuum de prevenção e controlo do VIH/SIDA?

ii). O processo de aconselhamento prestado no centro de ATV garante aos clientes a convicção e a vontade de fazer o teste do VIH para determinar o seu estado serológico?

iii). Os clientes seropositivos que recebem aconselhamento pós-teste nos centros de ATV desenvolvem mudanças de atitude positivas que lhes permitem tomar as medidas necessárias para não infetar outros com o VIH?

1.3 Objectivos do estudo

O objetivo geral deste estudo é avaliar a eficácia do ATV como um impulso político e as suas implicações para o controlo do VIH/SIDA no contexto de uma emergência nacional.

Os objectivos específicos são:

i. Avaliar o fluxo de clientes gerado por todos os centros de ATV no Estado de Anambra para determinar se esses centros de ATV constituem ou não portas de entrada eficazes para a população em risco do Estado no controlo do VIH/SIDA.

ii. Avaliar a eficácia do processo de aconselhamento para obter o consentimento e a adesão ao teste, a fim de determinar o estado de VIH dos clientes dos centros de ATV.

iii. Avaliar as atitudes e o comportamento pós-TV das pessoas que vivem com o VIH/SIDA, a fim de não infetar outras pessoas com o vírus, reduzindo assim a propagação do VIH.

iv. Estabelecer conclusões válidas e recomendar possíveis soluções que ajudarão a melhorar a prestação de serviços de ATV e os esforços globais de controlo do VIH/SIDA no Estado de Anambra, em particular, e na Nigéria, em geral.

1.4. Importância do estudo

Este estudo tem importantes valores teóricos e práticos que beneficiam imensamente o seguinte: A Administração Pública como disciplina; os profissionais da administração pública; as pessoas e instituições envolvidas na prestação de serviços de ATV em particular e na gestão do VIH/SIDA em geral; bem como o governo e a sociedade em geral.

O significado teórico deste estudo tem duas dimensões. Em primeiro lugar, a "teoria da porta de entrada" do VCT é considerada um dado adquirido devido à influência global generalizada das organizações patrocinadoras. Este estudo, tanto quanto é do conhecimento do investigador, é a primeira avaliação académica objetiva da validade ou não da teoria da porta de entrada do VCT. Em segundo lugar, este estudo "importa" a "teoria da porta de entrada" do domínio da Saúde Pública, adapta a teoria e domina-a com êxito como um dos instrumentos de análise de rotina no domínio da Administração Pública.

O significado prático deste estudo tem muitas dimensões. Com uma taxa de prevalência nacional atual de 4,1%, mais de 6 milhões de nigerianos já estão infectados com o VIH. Como ainda não existe imunidade ativa permanente nem vacina preventiva, todos os outros nigerianos estão em risco de infeção pelo VIH. Todos os anos, cerca de 700.000 nigerianos são infectados pelo VIH e mais de 300.000 nigerianos morrem de SIDA todos os anos (PNUD, 2005: ix, 43). Este estudo, ao reposicionar as estratégias de ATV, proporciona uma "salvaguarda" adicional para milhões de nigerianos em risco de contrair o VIH/SIDA, bem como para milhares de nigerianos já infectados com o VIH mas que necessitam de um maior acesso a serviços de cuidados e apoio mais eficazes.

Segundo a teoria da porta de entrada do ATV, todos os outros serviços de VIH/SIDA dependem do ATV e são influenciados por ele. Por conseguinte, o ATV é, presumivelmente, o "centro" da programação do controlo do VIH/SIDA na Nigéria, tal como noutros países onde funciona o ATV de modelo americano. Assim, também, uma "fuga" na eficácia e eficiência do ATV traduz-se numa fuga na eficácia e eficiência de todos os outros programas contra o VIH/SIDA. Este estudo, ao reposicionar possivelmente o ATV, aumenta a eficácia e a eficiência da programação do VIH/SIDA e, invariavelmente, melhora os esforços de controlo do VIH/SIDA, tanto para o Estado de Anambra em particular, como para a Nigéria e outros países em desenvolvimento em geral.

Devido ao impacto negativo de longo alcance do VIH/SIDA nos indivíduos, nas famílias, nas comunidades e no desenvolvimento do capital humano nacional, o fardo do VIH/SIDA é um fator importante de atraso no desenvolvimento. Este documento, ao sugerir soluções eficazes para reposicionar o ATV, melhora a programação do VIH/SIDA, melhora a resposta nacional ao VIH/SIDA e contribui imensamente para o reforço do desenvolvimento nacional.

Este investigador tem muitos anos de envolvimento íntimo e prático no controlo do VIH/SIDA no Estado de Anambra. Ocupou o cargo de Gestor do Controlo do VIH/SIDA (ver anexo 6); foi Coordenador dos Cuidados de Saúde Primários (CSP), supervisionando vários programas, incluindo o programa do VIH/SIDA (ver anexo 7); e foi Responsável Técnico: VCT no Projeto IMPACT financiado pela USAID na Nigéria, abrangendo o Gabinete Territorial de Anambra da FHI (ver anexo 8). Por conseguinte, este estudo é uma "avaliação interna" de primeiro grau com os valores práticos de:

- Sensibilizar os colegas profissionais dos programas de controlo do VIH/SIDA, especialmente os conselheiros de ATV, para avaliarem os pontos fortes e fracos das suas actuais metodologias de prestação de serviços e, talvez, reformularem as suas estratégias para obterem maior eficácia e eficiência.

- Apontar as melhorias necessárias em matéria de reforço das capacidades, nomeadamente através da necessária revisão/alteração das diretrizes nacionais para o ATV do VIH/SIDA.

Em termos mais específicos, o Estado de Anambra, em resposta à "escandalosa" prevalência do VIH/SIDA de 8,7% (ANSACA, 2012), realizou recentemente uma Avaliação Epidémica a nível estatal, concluída no terceiro trimestre de 2012. Atualmente, o Estado está pronto para rever as suas políticas e tácticas operacionais contra o VIH/SIDA, e quais as políticas e tácticas operacionais que colocam atualmente o ATV como uma "estratégia emblemática" (ANSACA, 2012 (b)). As conclusões e recomendações desta tese serão um contributo de imenso valor para o Estado de Anambra na sua próxima revisão da política de intervenção contra o VIH/SIDA no Estado.

A Administração Pública, enquanto disciplina, sempre enfrentou crises de identidade e relevância, interna e externamente, mesmo até ao período atual (Perry e Kraemer, 1992; Uwizeyimana e Maphunye, 2014). Internamente, a "circunscrição rígida auto-imposta" por teóricos e profissionais da Administração Pública está a "atrofiar" a disciplina. A nível externo, a Administração Pública foi sempre "eclipsada" pela Ciência Política. Infelizmente, em vez de diminuir, o 'eclipse' da Administração Pública (especialmente no campo da prática) está a ser agravado nos últimos tempos por ameaças de disciplinas das ciências sociais e de algumas outras disciplinas fora das ciências sociais, incluindo o Direito, a Administração de Empresas e a Contabilidade.

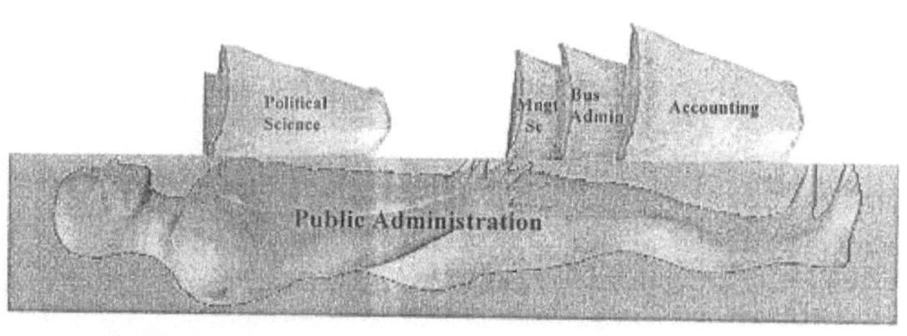

Administração pública prejudicada/eliminada por outras disciplinas

Por exemplo:

- No sector público da Nigéria, o requisito de entrada para o recrutamento de "funcionário administrativo" é qualquer diploma [universitário] em Ciências Sociais, bem como em Direito e Administração de Empresas (FRN, 2006:21).

- No sector empresarial, incluindo o Setor Privado Organizado (SPO), as Sociedades Anónimas (SP) e as agências quase governamentais com tarefas consideráveis de administração pública, os cargos administrativos relevantes são dominados por profissionais de Administração de Empresas e Ciências de Gestão.
- Uma tendência muito perigosa é a prática crescente das organizações de subjugar a "Administração" às "Finanças", criando um "Departamento de Finanças e Administração" que é "gerido" por contabilistas (ver anexos 16 e 17).

Estas tendências sugerem tacitamente que, com "bom senso", qualquer licenciado pode praticar a administração pública a qualquer nível, eclipsando assim ainda mais a relevância da administração pública enquanto disciplina.

Esta tese, ao propor soluções reconditas e viáveis para a epidemia de VIH/SIDA que subjuga o Estado de Anambra e a Nigéria há mais de 25 anos, desafia e inverte o eclipse da relevância da Administração Pública. Isto implica que a Administração Pública pode também fornecer a solução, até agora ilusória, para os desafios intratáveis que a Nigéria enfrenta atualmente, incluindo a insurreição do Boko Haram, a militância no Delta do Níger, o desemprego dos jovens, a corrupção, a escassez de energia/eletricidade, etc.

1.5. Âmbito e limitações do estudo

Este estudo abrange todos os centros de ATV para o VIH/SIDA no Estado de Anambra, independentemente do estabelecimento de saúde em que a unidade de ATV está domiciliada. Relativamente à despistagem, o foco é a despistagem voluntária. Todas as outras formas de despistagem (de rotina, obrigatória, de diagnóstico) estão fora do âmbito deste estudo.

Pretende-se um período de estudo de cinco anos porque 5 anos constituem o período de vida máximo habitual, ou período de maturidade total para programas de intervenção no Plano de Financiamento de Programas Estrangeiros da USAID (FHI, 2002; GHAIN, 2007). Assim, espera-se que, mesmo que um programa de intervenção enfrente desafios para atingir os objectivos definidos no início, esses desafios tenham sido ultrapassados na parte final do período de vida do programa, e que as deficiências do período inicial sejam compensadas pelos ganhos do período posterior. Por conseguinte, um período de avaliação de 5 anos é suficiente para refletir verdadeiramente o desempenho de uma política ou plano de programa. Isto está em sintonia com a visão da Agência doadora de atingir os objectivos do programa no seu período de vida de 5 anos. No entanto, neste estudo é adotado um período de sete anos (2006-2012). Isto proporciona uma rede de segurança adicional para descontar quaisquer dois anos para os quais os registos anuais possam estar incompletos ou indisponíveis.

Este estudo tem algumas limitações. Os operadores dos centros de ATV de modelo americano estão sujeitos à obrigação de confidencialidade, não revelando a terceiros a identidade e a informação dos utentes que fazem o teste seropositivo nos seus centros. Consequentemente, este cordão de confidencialidade dificultou ao investigador a obtenção rápida de um número adequado de clientes seropositivos dos centros de ATV que foram utilizados como coortes para testar a hipótese 3. Esta limitação foi ultrapassada através da aplicação estratégica dos privilégios de que o investigador dispõe enquanto conselheiro de ATV para o VIH/SIDA formado e certificado. (Ver apêndice 9).

A obtenção de dados para este estudo baseou-se principalmente na Agência de Controlo da SIDA do Estado de Anambra (ANSACA). Infelizmente, durante o período desta investigação, a ANSACA sofreu alguns "soluços", incluindo: mudança de instalações do escritório; mudança de liderança; mudança de programa" pela principal agência de financiamento; recrutamento e colocação de novo pessoal; e avaria das suas instalações de TIC. Estas incidências impuseram atrasos prolongados no fluxo temporal desta investigação. Para ultrapassar esta limitação, o investigador alargou o período de tempo do estudo de 5 para 7 anos (2006 - 2012), de modo a fornecer dados adicionais de 2 anos. Isto permitiu que qualquer ano para o qual não estivessem disponíveis dados relevantes sobre uma questão pudesse ser eliminado sem afetar o mínimo de dados de 5 anos necessários para a análise. Em segundo lugar, sempre que foi detectado qualquer erro ou inconsistência no registo da ANSACA, este foi reconciliado com o responsável pelos dados da ANSACA, utilizando o relatório/dados anteriormente apresentados sobre o Estado de Anambra ao Sistema de Gestão de Informação de Resposta Nacional da Nigéria (NNRIMS) na Agência Nacional de Controlo da SIDA (NACA).

CAPÍTULO 2
LITERATURA REVISÃO

2.1 Revisão da literatura

Toda política pública é preocupação da Administração Pública. Mas a política pública não acontece no vácuo. Cada política pública, em qualquer sector, tem muitas questões técnicas que influenciaram a sua formulação, bem como muitas questões técnicas que a política, por sua vez, suscita. Assim, a Administração Pública não pode apresentar argumentos sólidos e fundamentados sobre questões de política em algumas áreas técnicas especializadas (como o VIH/SIDA-VCT) sem primeiro obter uma apreciação das questões técnicas salientes que envolvem o tema de estudo. Caso contrário, pode não fazer sentido para um profissional de administração pública rigoroso porque é que, por exemplo, o teste do VIH é uma questão tão importante, diferente de outros testes como o teste da tuberculina, o teste da malária ou o teste da febre tifoide. Pode não fazer sentido para ele porque é que o VIH/SIDA é declarado um "problema de desenvolvimento" ou uma "emergência nacional", diferente de outras infecções notórias. E não compreenderia porque é que o modelo americano de VCT foi, em primeiro lugar, "importado" para a Nigéria como uma "transferência de política".

É para evitar essa "nuvem de estranheza" que este estudo "adaptou" propositadamente a sua análise da literatura para orientar os leitores, primeiro, para uma compreensão superficial das questões centrais do VIH/SIDA e, depois, para o tema central específico do estudo - a política de VCT. Por conseguinte, a análise que se segue é apresentada sob os subtítulos pertinentes listados abaixo; pela ordem em que o leitor obterá a maior apreciação tanto das questões técnicas relativas ao estudo, como da sua "ligação" à política e à prática da administração pública, a saber

- O significado e a natureza do VIH/SIDA .
- Transmissão, propagação e prevalência do VIH/SIDA .
- Mecanismos de Intervenção na Prevenção e Controlo do VIH/SIDA .
- A natureza do ATV como porta de entrada para a prevenção e o controlo do VIH/SIDA .
- Panorama da situação do VIH/SIDA no Estado de Anambra
- Impacto do VIH/SIDA na sociedade e no desenvolvimento do capital humano .
- O contexto político do ATV para o VIH/SIDA .

2.1.1 O significado e a natureza do VIH/SIDA .

Durante muitos anos, foi difícil para a comunidade científica descrever e nomear com precisão o VIH e a SIDA devido a interferências transversais na etiologia e na patologia de numerosos outros vírus que se assemelhavam e "imitavam" o VIH/SIDA. Foi necessária a intervenção de um Comité Internacional de Nomenclatura de Vírus para sugerir e conduzir a um acordo sobre as siglas compostas de VIH e SIDA, de modo a obter uniformidade e simplicidade (Aguilar e Galbes, 2000:198). Os pormenores dos processos envolvidos e as conotações da nomenclatura só teriam interesse para o virologista, o patologista e o microbiologista.

No entanto, para o público em geral, basta saber que os termos VIH/SIDA são acrónimos. Estes acrónimos, de acordo com a John Hopkins University (JHU, 2011:89); FMoH (2003:19-21) e FHI (2003:7-8), derivam das seguintes palavras-raiz:

H : Humano

I : Imunodeficiência

V : Vírus

e

A : Adquirida

I : Imune

D : Deficiência

S : Síndroma

O primeiro acrónimo (VIH) refere-se ao organismo do vírus, enquanto o segundo (SIDA) se refere à doença ou enfermidade causada pelo vírus. Além disso, a primeira sigla (VIH) designa um vírus que causa doenças nos seres humanos ao atacar o sistema imunitário, induzindo assim uma imunodeficiência. A segunda sigla (SIDA) pode ainda ser explicada da seguinte forma:

A - Adquirida - - significa que uma pessoa contrai a doença de uma fonte externa. O próprio corpo da pessoa não produz a doença e a doença não é hereditária.

I - Immune (Imune) - refere-se à capacidade do organismo para combater as doenças. O corpo de cada pessoa tem um sistema de defesa que o ajuda a combater as infecções.

D - Deficiency - - significa falta de algo (neste caso, imunidade). Quando uma pessoa tem SIDA, o sistema imunitário do corpo fica lentamente esgotado ou enfraquecido. Não consegue combater os germes. Por isso, a pessoa apanha facilmente muitas outras doenças chamadas infecções oportunistas, como a tuberculose (TB) e a pneumonia.

S - Syndrome - - significa um grupo de doenças que ocorrem em conjunto. As pessoas com SIDA têm muitos dos mesmos tipos de doenças, como tosse, diarreia, herpes zoster, etc. (JHU, 2011:8-9; FMoH, 2003:21; FHI, 2003:7-8).

Pode ser importante ter uma apreciação básica da natureza do vírus - - VIH. Como todos os outros vírus, o VIH é muito microscópico, de facto, ultra-microscópico (mede 1000 unidades de Angstrom ou 0,0001 mm). Como os outros vírus, a sua estrutura é constituída por um núcleo, coberto por um envelope exterior. Este envelope é uma membrana constituída por uma dupla camada de lípidos na qual estão implantadas glicoproteínas. Em terceiro lugar, como todos os outros vírus, o VIH é incapaz de um metabolismo autónomo. Por conseguinte, necessita de uma célula hospedeira viva para sobreviver e se produzir (Aguilar e Galbes, 2000:197).

No entanto, o VIH difere dos outros vírus em dois aspectos principais. Utiliza o ácido ribonucleico (ARN) como material genético em vez do ácido desoxirribonucleico (ADN). Em segundo lugar, o VIH é portador de uma enzima peculiar chamada transcriptase reversa. Por estas duas razões, o VIH e outros vírus irmãos com estas duas caraterísticas são agrupados e classificados como retrovírus. Assim, o VIH e os retrovírus irmãos têm um ciclo de vida complexo que, por sua vez, determina a natureza da sua causa de doença. Assim, são apenas as pequenas diferenças na causação da doença que distinguem cada retrovírus do outro (Aguilar e Galbes, 2000:198).

O United States Department of Health & Human Services (USDH & HS, 2005; 1-2) estabeleceu seis (6) fases principais do ciclo de vida do VIH:

Ligação e fusão: O VIH inicia o seu ciclo de vida quando se liga a um recetor CD4 e a um dos dois co-receptores na superfície de um linfócito CD4+^{T} . O vírus funde-se então com a célula hospedeira. Após a fusão, o vírus liberta ARN, o seu material genético, na célula hospedeira.

Transcrição reversa: Uma enzima do VIH chamada transcriptase reversa converte o ARN do VIH de cadeia simples em ADN do VIH de cadeia dupla.

Integração: O ADN do VIH recém-formado entra no núcleo da célula hospedeira, onde a enzima do VIH chamada integrase "esconde" o ADN do VIH dentro do ADN da célula hospedeira. O ADN integrado do VIH é designado por provírus. O provírus pode permanecer inativo durante vários anos, produzindo poucas ou nenhumas cópias novas do VIH.

Transcrição: Quando a célula hospedeira recebe um sinal para se tornar ativa, o provírus utiliza uma enzima do hospedeiro chamada RNA polimerase para criar cópias dos materiais genómicos do VIH, bem como cadeias mais curtas de RNA chamadas RNA mensageiro (mRNA). O ARNm é utilizado como modelo para produzir longas cadeias de proteínas do VIH.

Montagem: Uma enzima do VIH chamada protease corta as longas cadeias de proteínas do VIH em proteínas individuais mais pequenas. À medida que as proteínas mais pequenas do VIH se juntam a cópias do material genético do ARN do VIH, é montada uma nova partícula do vírus.

Brotamento: O vírus recém-montado empurra-se para fora ("brota") da célula hospedeira. Durante a brotação, o novo vírus rouba partes do envelope externo da célula. Este invólucro, que actua como uma cobertura, está repleto de uma combinação de proteínas e açúcares chamada glicoproteína do VIH. Estas glicoproteínas do VIH são necessárias para que o vírus se ligue ao CD4 e aos co-receptores. As novas cópias do VIH podem agora infetar outras células.

Além disso, sempre que uma célula hospedeira infetada com VIH se reproduz através de mitose (divisão celular normal), o ADN do vírus também se reproduz (Aguilar e Galbes, 2000:200), criando novos .e mais materiais precursores para um novo VIH.

Em última análise, as células hospedeiras infectadas pelo VIH são destruídas. Dado que estas células hospedeiras são as principais responsáveis pelas respostas imunitárias do organismo, a sua destruição contínua conduz a um esgotamento progressivo da capacidade imunitária do organismo. Uma capacidade muito baixa do sistema imunitário do corpo expõe o organismo hospedeiro a muitas infecções "oportunistas" e, nesta fase, diz-se que a pessoa desenvolveu a doença - SIDA. No entanto, são as infecções oportunistas que são frequentemente a causa da morte. São chamadas infecções oportunistas pelo facto de que se o sistema imunitário da pessoa fosse saudável ou não estivesse afetado, a infeção emergente não teria sido capaz de se estabelecer ou causar danos (Aguilar e Galbes, 2000:201).

Não é raro ouvir falar de "tipagem" do VIH - ou seja, VIH tipo 1 e VIH tipo 2, abreviadamente designados por VIH-1 e VIH-2, respetivamente. Estas são apenas duas "estirpes" da mesma espécie. Ambas têm o mesmo modo de transmissão e resultam em manifestações clínicas idênticas. As suas duas únicas diferenças residem no facto de que, enquanto o VIH-1 tem uma taxa de replicação mais elevada e sofre mutações rápidas, o VIH-2 está menos sujeito a estes dois parâmetros. Por conseguinte, o VIH-1 é mais facilmente transmissível e propaga-se a nível mundial, ao passo que o VIH-2 só é prevalente em África. Por conseguinte, o VIH-1 evolui mais rapidamente para a SIDA do que a infeção pelo VIH-2 (FHI, 2003:22-23; FMoH, 2003:19-20). Estas diferenças têm valor prático para o epidemiologista e o imuno-patologista: para o primeiro, na análise dos padrões de propagação do VIH; para o segundo, na condução de processos laboratoriais eficazes para o diagnóstico confirmatório da SIDA.

O ciclo de vida do VIH, tal como anteriormente delineado, e a sua interface com a fisiologia humana conduzem-nos a três questões importantes relacionadas com o tempo no prognóstico do VIH/SIDA. De acordo com a FMoH (2003:30-31), JHU (2011: 11), desde o momento da infeção com o VIH até um período de 6 meses (mas geralmente com uma média de 3 meses) é um "período de janela" durante o qual a reação do corpo à infeção pelo VIH não está definitivamente estabelecida e, por isso, mesmo os testes laboratoriais de rotina para a resposta dos anticorpos podem não detetar ou provar uma infeção pelo VIH. Em segundo lugar, existe um "período de incubação" que descreve o período de tempo que decorre entre a infeção pelo VIH e a manifestação da SIDA, que pode durar até 12 anos, mas que, normalmente, é em média de 5 a 10 anos. Em terceiro lugar, apenas em alguns casos, algumas pessoas infectadas com o VIH viveram toda a sua vida sem nunca desenvolverem SIDA. Assim, permaneceram portadoras saudáveis do VIH, podendo infetar outras pessoas com o VIH, mas sem desenvolverem elas próprias SIDA.

Devido à sua natureza sindrómica, e porque as infecções oportunistas são frequentes na SIDA, Bartlett (1993:162-164) considerou necessário documentar todos os sinais e sintomas que estão associados à SIDA, nomeadamente Tuberculose Pulmonar, Linfoadenopatia Generalizada Persistente, Trush, Leucoplasia Peluda Oral, Herpes Zooster, Trombocitopenia Idiopática, Pneumocystis, Pneumonia, Sarcoma de Kaposi, Esofagite por Candida, Meningite Criptocócica, Cryptosporidium, Diarreia e Infecções por Citomegalovírus espalhadas por todo o corpo, incluindo hepatite hepática. À lista acima, Aguilar e Galbes (2000:208) acrescentam ainda: dores musculares e articulares; fotofobia (intolerância à luz), exantema (lesões cutâneas eruptivas), perturbações nervosas (encefalite, meningite, etc.) e perturbações digestivas (incluindo vómitos e diarreia).

As manifestações acima referidas são, sem dúvida, demasiado complicadas para a compreensão imediata de pessoas que não pertencem às profissões médicas e paramédicas. Por conseguinte, foram feitos esforços mais recentes para simplificar, de forma mais precisa, os sinais e sintomas mais simples que estão mais consistentemente associados ao VIH/SIDA e que são observáveis até por um principiante. De acordo com JHU (2011:9); HHO (2002:4); FHI (2004:7), estes incluem:

- Perda de peso inexplicável, acentuada e rápida (até 10% do peso corporal total ou crescimento lento em crianças).
- Diarreia crónica que dura mais de um mês.
- Febre prolongada que dura mais de um mês.
- Tosse persistente com duração superior a um mês.
- Doença cutânea generalizada com comichão.
- Candidíase no mês e na garganta.
- Inchaço generalizado dos gânglios linfáticos no pescoço, axilas e virilhas.
- Suores noturnos; e

- A fadiga generalizada (fraqueza do corpo) que a FMoH (2004:33) sugere, pode levar a 20 - 50% do dia na cama em fases avançadas do VIH/SIDA.

Os três primeiros da lista acima são normalmente designados por "sinais principais", enquanto os outros são designados por "sinais menores" de infeção por VIH/SIDA. Esta categorização é útil para reforçar o diagnóstico presuntivo do VIH/SIDA. Por exemplo, nas comunidades rurais/pobres, onde os recursos e as instalações de diagnóstico são limitados, a Organização Mundial de Saúde (OMS) recomenda que, para os adultos, a presença de pelo menos dois sinais maiores associados a pelo menos um sinal menor é suficiente para concluir um diagnóstico de VIH/SIDA na ausência de qualquer outra causa de imunodeficiência. Mesmo a presença de Sarcoma de Kaposi ou de Meningite Criptocócica é, por si só, um diagnóstico de SIDA (FMoH, 2003:33).

Não obstante o acima exposto, o diagnóstico confirmatório do VIH/SIDA só pode ser determinado através do exame laboratorial de amostras suspeitas (sangue, saliva, soro, etc.) através da deteção de anticorpos específicos, depleção de células imunitárias ou antigénios específicos do VIH, especialmente o antigénio p24 (FHI, 2003:40). Os procedimentos científicos, as reacções químicas e a interpretação profissional dos resultados dos ensaios envolvidos no diagnóstico confirmatório do VIH/SIDA estão fora do âmbito da Administração Pública. No entanto, é possível encontrar mais interesse nesta matéria em FHI (2003: 51-55; FMoH (2003: 43-45); e Cherutich *et al (*2013:14-30).

2.1.2 Transmissão, propagação e prevalência do VIH/SIDA .

Embora as origens dos organismos causadores de doenças tenham, normalmente, acordos comuns que permitem uma boa compreensão da transmissão e propagação de' doenças, o caso do VIH/SIDA é diferente. Parece não haver acordo sobre a origem do' VIH. De facto, a literatura atual parece ter aceite uma norma inquietante segundo a qual a origem do VIH já não é importante (Ezeaku, 2006: 24; Ijezie, 1999:17). Esta norma inquietante é largamente propagada por autores dos Estados Unidos e outros intimamente ligados a instituições e agências que beneficiam direta ou indiretamente de financiamento dos Estados Unidos (FHI, 2004: 26; CDC, 2005:43).

No entanto, está bem documentado que o primeiro conjunto de casos de VIH/SIDA foi diagnosticado entre pacientes homossexuais do sexo masculino nos Estados Unidos, especialmente nas zonas de Los Angeles e Nova Iorque, cujas doenças começaram a partir de 1979 (Ezeaku, 2006:10; Salyer, 2001:1-6). A propagação continuou entre os homossexuais americanos e os consumidores de drogas intra-venosas a partir de 1982. A propagação, ainda entre os homossexuais americanos, era tão alarmante que, em 1983, as prestigiadas revistas NEWSWEEK e TIME publicaram artigos especiais sobre o VIH/SIDA, nos quais se constatava que 1450 homossexuais americanos e consumidores de drogas intravenosas já tinham VIH/SIDA, que se tinha propagado a mais de 35 Estados dos EUA. Os referidos artigos aludiam à origem do VIH na comunidade "gay" americana antes da sua propagação a outros 16 países estrangeiros, incluindo a França, a Alemanha e a Dinamarca. Foi devido a esta origem entre os homossexuais americanos que o VIH/SIDA foi anteriormente designado por vários outros nomes nos Estados Unidos, incluindo "peste gay", "cancro gay" ou "doença imunitária relacionada com os gays" (GRID) - Salyer (2001:1-6).

Também se falou que o próprio VIH era uma "fuga" do Laboratório de Armas Biológicas dos Estados Unidos (Gillette, 1987). Este ponto de vista manteve-se durante muito tempo, até que uma nova vaga de publicações de investigação aparentemente defensiva, sobretudo dos EUA e da Europa, desviou as atenções. Este desvio veio com as suas descobertas de que um vírus estreitamente relacionado com o VIH, conhecido como Vírus da Imunodeficiência Simiana (SIV), afectava chimpanzés selvagens nos Camarões, Gabão e República Democrática do Congo (RDC) já na década de 1930 (Kaiser, 2006:1-2). Afirmam que é muito provável que o SIV tenha passado para os seres humanos através da manipulação de carne de animais selvagens pelos africanos, e pode ter sido responsável por aquilo a que se referem como o primeiro caso de VIH em seres humanos, em 1959, em Kinshasa, RDC. Por conseguinte, segundo eles, o VIH teve origem na África Central Ocidental.

No entanto, estas teses sobre a origem africana do VIH continuam a suscitar mais questões às quais não conseguem dar resposta até à data. Continua sem resposta a razão pela qual o SIV-HIV não foi inicialmente prevalente entre as populações da África Centro-Ocidental a partir de 1959. Continua por responder como é que o VIH, que deveria ter sido localizado na África Centro-Ocidental, foi transmitido para os Estados Unidos e devastou primeiro as populações homossexuais americanas em 1981, antes de se espalhar dos Estados Unidos para a Europa e, mais tarde, para outros países, incluindo a Nigéria, em 1986.

É compreensível que seja devido a esta situação "sem saída" de atribuir a origem do VIH a África que a noção de que a origem do VIH/SIDA já não é importante tenha começado a cristalizar-se, o que é muito interessante, a partir de autoridades sediadas nos EUA. Concedendo, mas não admitindo, que a origem real do VIH já não é de importância crítica para a saúde pública, continua a ser de importância académica sustentar, como está geral e indiscutivelmente documentado, que o primeiro "cesto" de VIH/SIDA, tal como o conhecemos hoje, "começou" nos EUA em 1981 e espalhou-se para outras regiões (Salyer, 2001:2).

Como é que o VIH/SIDA se propaga?

O VIH está presente em todos os fluidos corporais de uma pessoa infetada e a sua transmissão tem de envolver o contacto de um fluido corporal adequado de uma pessoa infetada com outra pessoa suscetível. No entanto, a infecciosidade de vários fluidos corporais varia, dependendo das respectivas cargas virais. Faweya (2004:4) fornece uma classificação da infecciosidade do VIH de vários fluidos corporais, assim

Altamente **infecioso**	Possivelmente infecioso	**Não** infecioso
* Sangue	* Líquido pré-seminal	* Saliva
* Fluxo menstrual		* Lágrimas
* Líquido vaginal		* Suor
* Sémen		* Feaces
* Leite materno		* Urina

No entanto, para que a transmissão do VIH seja bem sucedida, devem ser cumpridas três condições, de acordo com a FHI (2004:4); Faweya (2004:4):

- O VIH tem de estar presente no sistema de um dos parceiros, independentemente do seu estado de risco; se não houver vírus, não pode haver transmissão.

- A concentração do vírus tem de ser elevada no fluido de contacto. O sangue é mais potente para transmitir a infeção mesmo em pequenas quantidades, ao passo que são necessárias quantidades mais elevadas de outros fluidos corporais para transmitir a infeção.
- O vírus deve entrar na corrente sanguínea do novo hospedeiro através de cortes abertos, feridas, membrana mucosa do ânus, reto, genitais, boca, olhos (ou pontos de picada) - ênfase minha.

Em conformidade com o que precede, foram identificados e categorizados modos comuns de propagação do VIH (CDC, 2005:1-2; Adewole, 2004:l; Faweya, 2004:4), como se segue:

- Relações sexuais desprotegidas. A preferência sexual e o tipo de sexo são irrelevantes, desde que o sexo seja desprotegido, é suscetível de risco.
- Contacto direto com sangue e produtos sanguíneos infectados através da utilização de instrumentos de perfuração da pele não esterilizados (por exemplo, na utilização de drogas intra-venosas, barbear, circuncisão, tatuagem, escarificação), acidentes com seringas, etc.
- Transfusão de sangue e produtos sanguíneos não rastreados/infectados.
- Transplante de órgãos.
- Transmissão de mãe para filho infetado (MTCT) durante a gravidez, o parto e a amamentação.

E à lista acima, Bartlett (1993:30) acrescenta:

- Inseminação artificial a partir de dadores de esperma infectados.
- Cuidados dentários e, eventualmente, intervenções cirúrgicas efectuadas por profissionais de saúde infectados.

De todos estes modos de propagação, é consensual entre todas as autoridades que a transmissão sexual é responsável por mais de 80% de todos os casos de infeção pelo VIH a nível mundial e em todas as regiões e países (FHI, 2004 (b): 4; FMoH, 2003:23). No entanto, pode haver variações nacionais ou regionais, especialmente no que respeita a outras vias de propagação, dependendo das peculiaridades sociais e dos sistemas de saúde.

Em retrospetiva, nenhuma outra doença na história registou uma enorme propagação em termos de rapidez, intensidade e extensão como o VIH/SIDA. A partir de uma deteção e confirmação precoce por volta de junho de 1981 em cidades americanas localizadas, o vírus espalhou-se por todos os Estados Unidos no final de 1981, com 1600 casos de SIDA e 600 mortes. Em 1983, o vírus tinha-se espalhado por 16 países estrangeiros e, em 1986, espalhou-se por todas as regiões e todos os países, incluindo a Nigéria (Salyer, 2001:1-6). Em 1990, apenas 9 anos após a primeira confirmação, o VIH/SIDA tinha-se tornado uma epidemia global, atingindo o seu pico em 1999 com cerca de 42 milhões de casos em todo o mundo (UNAIDS, 2002:6-8).

A situação nigeriana é muito semelhante, mas ligeiramente mais notável. Enquanto a pandemia demorou 18 anos a atingir o seu pico a nível mundial (de 1981 a 1999), na Nigéria demorou 15 anos (de 1986 a 2001). Os resultados dos inquéritos nacionais sobre a prevalência do VIH na Nigéria atestam este facto, a saber

19911 .8%

19923 .8%

19964 .5%

19995 .4%

20015 ,8% (pico de prevalência)

2003 5.0%

20054 .4%

20084 .6%

20104 .1%

(Ndalolo, 2001:7; FMoH, 2004:7; FMoH, 2010: xi).

O cenário acima implica que, embora o VIH/SIDA tenha sido diagnosticado pela primeira vez na Nigéria em 1986, no ano 2001 [com uma taxa de prevalência nacional de 5,8% e com base numa população de cerca de 89 milhões em 1999] cinco milhões, cento e sessenta e dois mil (5 162 000) nigerianos já tinham VIH. Esta natureza da propagação é semelhante a um incêndio florestal selvagem.

Há uma série de factores que contribuem para "alimentar" a propagação da epidemia de VIH/SIDA. A ignorância e a negação da sua existência dificultaram o conhecimento, a atitude e a disponibilidade para prevenir e controlar o VIH/SIDA. A estigmatização e a discriminação contra as pessoas que vivem com o VIH/SIDA (PVVS) obrigam-nas a esconder-se e a propagar o vírus de forma dissimulada mas constante. A pobreza tornou as pessoas, as famílias, as comunidades e os países incapazes de reunir as capacidades necessárias para uma prevenção e um controlo eficazes do VIH/SIDA. O rápido colapso dos valores sociais e o concomitante aumento da chamada "liberdade sexual" ocasionado pelo "libertarianismo" ocidental permitiram a proliferação de relações sexuais não protegidas que propagaram o VIH. O mesmo aconteceu com os movimentos populacionais rápidos e em grande escala ocasionados pela urbanização, pelo turismo, pelas guerras/conflitos, pelas catástrofes naturais e pelos compromissos económicos dos migrantes que têm sido frequentes na era contemporânea. É claro que o aumento dos comportamentos sociais desviantes (incluindo a prostituição, o consumo de drogas intravenosas, a homossexualidade, etc.) e as práticas sociais nocivas/ não saudáveis (incluindo a poligamia, a poliandria, a herança da esposa, o 'agiri', etc.) favoreceram a rápida propagação do VIH/SIDA (Baral, 2007:339; Epstein, 2010:29; Tanser, 2011:249).

Uma prova muito boa, que demonstra a importância dos 'factores que alimentam' acima mencionados, é que a incidência e prevalência do VIH/SIDA é normalmente significativamente mais elevada em proporção à proximidade ou intensidade dos ditos 'factores que alimentam'. Por exemplo, embora a taxa média nacional de prevalência do VIH/SIDA na Nigéria só tenha passado de 1,8% em 1991 para 5,0% em 2003, Ndalolo (2001:8) relatou uma taxa de prevalência do VIH de 15% e 11,5% entre os doentes com Doenças Sexualmente Transmissíveis (DST) em 1995 e 2000/2001, respetivamente. Kanki (2001:23) refere uma prevalência do VIH de 10% entre os UDI. Relativamente às Trabalhadoras do Sexo Comerciais, Onoja, *et al (*2004:43) refere uma prevalência de 42,55%, 65,33% e 75% em Jos, Makurdi e Abuja, respetivamente. Beyer (2010); Tanser (2011); Lurie e Rosental (2010); Okeyo e Allen (1994) apresentam prevalências muito elevadas em contextos especiais.

No entanto, é importante notar que, atualmente, a pandemia estabilizou e começou a diminuir em termos de incidência e prevalência em muitas partes do mundo, incluindo a África Subsariana, mas está a aumentar em algumas outras regiões, como a Europa Oriental e a Ásia Central. Um resumo da tendência e da prevalência global atual do VIH/SIDA pode ser extraído da ONUSIDA (2010:20-21) e da Agene (2012:43-48) para os anos de 2001 a 2010, como se mostra abaixo:

Quadro 1: Prevalência global do VIH/SIDA entre crianças e adultos (por regiões).

Região	Ano	Adultos e crianças que vivem com VIH/SIDA	% Prevalência em adultos (15-49 anos)
África subsaariana	2010	22.9m	5.0
	2009	22,5 milhões de euros	5.0
	2001	20,3 milhões de euros	5.9
Médio Oriente e Norte de África	2010	470,000	0.2
	2009	460,000	0.2
	2001	180,000	0.1
Sul e Sudeste Asiático	2010	4,0 milhões de euros	0.3
	2009	4,1 milhões de euros	0.3
	2001	2,3 milhões de euros	0.4
Ásia Oriental	2010	790,000	0.1
	2009	770,000	0.1
	2001	350,000	< 0.1
Oceânia	2010	54,000	0.3
	2009	57,000	0.3
	2001	29,000	0.2
América Central e do Sul	2010	1,5 milhões de euros	0.4
	2009	1,4 milhões de euros	0.5
	2001	1,1 milhões de euros	0.3
Caraíbas	2010	200,000	0.9
	2009	240,000	1.0
	2001	240,000	1.1
Europa Oriental e Ásia Central	2010	1,5 milhões de euros	0.9
	2009	1,4 milhões de euros	0.8
	2001	760,000	0.4
Europa Ocidental e Central	2010	840,000	0.2
	2009	820,000	0.2
	2001	630,000	0.2
América do Norte	2010	1,3 milhões de euros	0.6
	2009	1,5 milhões de euros	0.5
	2001	1,2 milhões de euros	0.4
Total	2010	34,0 milhões de euros	0.8
	2009	33,3 milhões de euros	0.8
	2001	28,6 milhões de euros	0.8

Fonte: Adaptado de 2009 AIDS Epidemic Update (UNAIDS 2009) pp. 11; e Global Report: Relatório da ONUSIDA sobre a epidemia mundial de SIDA (2010) pp. 20-21.

Independentemente da tendência regional variável em termos de prevalência, todas as regiões sofreram impactos negativos drásticos.

2.1.3. Mecanismos de Intervenção no Controlo do VIH/SIDA

Harmonizando a posição de várias autoridades (NACA, 2000; Kinghorn, Steinberg e Whiteside 2001; Isazola-Licea, 2009; ONUSIDA, 2010b; OMS, 2011), as abordagens de intervenção contra o VIH/SIDA podem ser categorizadas e enumeradas da seguinte forma

1). Criar um ambiente propício a um ataque coordenado eficaz:

a. Promulgação de leis e estatutos adequados.
b. Desenvolvimento de políticas, normas e diretrizes.
c. Criação de instituições, agências e outras estruturas adequadas e especificação das suas interligações.

2). Desenvolver e reforçar a capacidade operacional e a prontidão:

a. Desenvolver a mão de obra adequada através de políticas de recursos humanos bem coordenadas.
b. Mobilização de fundos.
c. Fornecimento das infra-estruturas necessárias, logística, equipamento e outros instrumentos de trabalho.
d. Desenvolvimento de programas e estratégias programáticas adequadas.

3). Prevenção da transmissão do VIH:

a. Divulgação de informações, sensibilização, comunicação para a mudança de comportamentos, educação para a saúde.
b. Rastreio do sangue, dos produtos sanguíneos e de outros fluidos e produtos parentéricos, e utilização exclusiva de sangue e produtos sanguíneos seguros.
c. Abstinência, fidelidade e sexo seguro/protegido, incluindo a utilização correta e consistente de preservativos.
d. Precaução universal/medida de segurança, incluindo desinfeção e esterilização.
e. Prevenção do estigma e da discriminação.
f. Prevenção da transmissão de mãe para filho (PTV).
g. Quimioprofilaxia (utilização de medicamentos preventivos).
h. Aconselhamento e despistagem, incluindo o aconselhamento e despistagem voluntários (ATV).

4). Supressão / controlo do VIH/SIDA:

a. Terapia antirretroviral (TARV).
b. Tratamento de infecções oportunistas.
c. Viver de forma saudável com o VIH/SIDA.
d. Redução do estigma e da discriminação.

e. PMTCT (tratamento; amamentação regulada; opções alternativas de alimentação infantil).

f. Aconselhamento e despistagem (incluindo VCT).

5). Cuidados e apoio às pessoas que vivem com o VIH/SIDA (PVVS) e às pessoas afectadas pelo VIH/SIDA (PABA)

a. Cuidados domiciliários (HBC).
b. Reabilitação social.
c. Capacitação económica.
d. Serviços de apoio jurídico.
e. Formação e reforço de grupos de apoio entre pares.
f. Programas de assistência a órfãos e crianças vulneráveis (OVC).
g. Serviços de acompanhamento do ATV.

A lista de intervenções acima é auto-explicativa. No entanto, podem ser acrescentados alguns comentários para ampliar algumas estratégias de intervenção fundamentais. Tem havido um esforço global concertado, intensivo e extenso, para criar um ambiente propício ao controlo eficaz do VIH/SIDA. Por exemplo:

- A Organização das Nações Unidas (ONU), utilizando instrumentos jurídicos adequados, criou uma agência especializada conhecida como Programa das Nações Unidas para a SIDA (ONUSIDA) para liderar a ação mundial contra o VIH/SIDA.
- Muitas outras agências das Nações Unidas (PNUD, OMS, UNICEF, etc.), bem como o Banco Mundial, estão ativamente envolvidos na luta contra o VIH/SIDA.
- O controlo do VIH/SIDA foi incluído no Objetivo 6 dos Objectivos de Desenvolvimento do Milénio (ODM).
- Todas as organizações e agências regionais (União Africana, NEPAD, Corredor de Saúde da África Ocidental, União Europeia, Organização Pan-Americana da Saúde, etc.) estão ativamente envolvidas e colaboram na luta contra o VIH/SIDA.
- Muitas agências doadoras de renome (USAID, DFID, CIDA, etc.) estão ativamente envolvidas e colaboram na luta contra o VIH/SIDA.

Na Nigéria, por exemplo:

- O Governo criou uma agência especializada para liderar a ação nacional contra o VIH/SIDA - anteriormente o Comité Nacional de Ação contra a SIDA (NACA), anteriormente domiciliado na Presidência, mas agora atualizado para uma Agência Nacional de Controlo da SIDA (NACA) autónoma.
- Em colaboração com o Ministério da Saúde (FMoH), que já tem programas elaborados relacionados com o VIH/SIDA, todos os Ministérios, Departamentos e Agências (MDAs) do Governo Federal têm responsáveis que coordenam as ligações de ação internas e externas contra o VIH/SIDA.
- Nos Estados e nas administrações locais, respetivamente, foram criados os Comités de Ação Estatal para o Controlo do VIH/SIDA (SACA) e os Comités de Ação Local

contra a SIDA (LACA), a fim de reproduzir, a nível dos Estados e das administrações locais, acções nacionais semelhantes contra o VIH/SIDA.

- Como nunca antes se soube, floresceu uma coligação de Organizações Não Governamentais (ONG) de vários tipos, que se juntaram à ação contra o VIH/SIDA.
- O Governo Federal subscreveu plenamente, como signatário, os ODM, bem como todas as outras iniciativas mundiais e regionais contra o VIH-SIDA.
- Foram adoptadas e estabelecidas leis, documentos políticos, orientações operacionais e normas regulamentares relevantes.

Por conseguinte, o Programa das Nações Unidas para o Desenvolvimento (PNUD) e a Action-Aid International - Nigéria (PNUD, 2005: ix-x; AAI-N, 2004: vi, 13) consideraram que a Nigéria teve um desempenho meritório na criação de um ambiente propício ao controlo do VIH/SIDA.

O fundo é um fator crucial para desenvolver e melhorar a capacidade operacional e a prontidão contra o VIH/SIDA. A este respeito, é oportuno observar que, com a possível exceção da defesa e da segurança, a luta contra o VIH/SIDA foi a que absorveu o maior fluxo de recursos a todos os níveis. Para além dos orçamentos previstos para as agências anteriormente enumeradas, foi criado um fundo especial, o Fundo Global para a Malária, VIH/SIDA e Tuberculose, sob os auspícios da ONU, que recebe fundos, não só dos governos, mas também do sector privado. De facto, para usar uma frase outrora popular na Nigéria, o problema com o VIH/SIDA não é como obter dinheiro, mas como controlar a "explosão e as fugas" dos enormes fundos que se acumulam e fluem para as actividades do VIH/SIDA. Agene (2012:12-13) documenta os casos profusos de apropriação indevida e desvio de fundos destinados a programas de VIH/SIDA por indivíduos, organizações e governos, especialmente em África, incluindo a Nigéria (ver também Ogundipe, 2012; Guardian, 2010; Gelman, 2005; Coovadia & Hadingham, 2005).

Entre os vários mecanismos de intervenção na prevenção da transmissão do VIH, a noção de "sexo seguro" tornou-se atual, mas infelizmente controversa. É claro que, dado o facto de até 80% das infecções pelo VIH serem transmitidas através de actividades heterossexuais, garantir sexo seguro ou sexo protegido é sem dúvida racional e conveniente. Em segundo lugar, as opções de abstinência e fidelidade parecem ter uma aplicabilidade limitada às populações de massa. Por conseguinte, a utilização de preservativos tornou-se a opção mais pragmática para garantir o "sexo seguro" (Davis e Weller, 1999:273). Infelizmente, porém, a promoção do uso de preservativos atrai a ira de sentimentos morais que se opõem à promoção do uso de preservativos com o argumento de que se trata de uma agenda "sinistra encoberta" que promove a promiscuidade sexual e a decadência moral (FHI, 2004 c).

No que diz respeito à supressão do VIH/SIDA, a questão da terapia antirretroviral (TAR) é atual por muitas razões. A procura de TARV é feroz (Muanya, 2012:53); os efeitos secundários do medicamento são uma preocupação crescente (Chimienti, 2012) e, mais importante ainda, as implicações dos custos da TARV constituem desafios tanto para o doente individual como para toda a administração do programa anti-HIV/SIDA (Grubb, Penriens e Schwartlander, 2003). Definitivamente, todas as estratégias de intervenção devem receber atenção financeira dos recursos disponíveis, que são, em geral, enormes. No entanto, a afetação orçamental ao TARV está a ser posta em causa pelas suas implicações em termos de custos elevados. Por um lado, são necessários testes laboratoriais de rotina e frequentes (incluindo ELISA e/ou contagem de CD4) para determinar a escolha dos medicamentos anti-retrovirais, bem como para monitorizar a evolução dos doentes. Mas um único teste ELISA ou contagem de CD4 custa até N3000. O antirretroviral (ARV) mais barato - Nevirapina, custa cerca de 4 dólares americanos, enquanto os ARVs de alta classe, como a Zidovudina (AZT), custam cerca de 1.000 dólares americanos, elevando o custo médio do tratamento de um doente com SIDA para cerca de 15.000 a 25.000 dólares americanos (FHI, 2000:2; PNUD, 2005:51). Este custo elevado, claramente inacessível para muitos, explica em parte porque é que os programas de TARV registam uma cobertura baixa (49%), porque é que o desgaste da TARV (interrupção do tratamento) é elevado (81%) e, por sua vez, porque é que a resistência aos medicamentos contra o VIH está a surgir (Agene, 2012: 10-11).

2.1.4 A natureza do ATV como plataforma de "porta de entrada" no controlo do VIH/SIDA

VCT é um acrónimo de Voluntary Counselling and Testing (Aconselhamento e Testagem Voluntária). Algumas autoridades (NACA, 2003:20) preferem utilizar o termo VCCT, que significa Voluntary Confidential Counselling and Testing (Aconselhamento e Testagem Voluntária e Confidencial), apenas para realçar a natureza "confidencial" do serviço. Na verdade, os dois acrónimos significam a mesma coisa, e ambos implicam consentimento voluntário e estatuto confidencial. No entanto, uma vez que o VCT é mais cómodo e mais amplamente utilizado, o VCT será utilizado nesta tese.

A Organização Mundial de Saúde (OMS, 1994: 12) define o aconselhamento da seguinte forma:

> *O aconselhamento é, em relação ao VIH e à SIDA, um diálogo confidencial entre uma pessoa (cliente) e um prestador de cuidados (conselheiro) com o objetivo de permitir que o cliente enfrente o stress e tome decisões informadas em relação ao VIH e à SIDA.*

O Ministério Federal da Saúde (FMoH, 2001.3) define o aconselhamento da seguinte forma

> *O aconselhamento em matéria de VIH/SIDA é definido como uma discussão confidencial entre um prestador de cuidados e os clientes, com o objetivo de os ajudar a compreender os problemas relacionados com o VIH/SIDA; identificar e desenvolver soluções e tomar as suas próprias decisões sobre o que fazer. É um processo que, se for bem conduzido, permitirá que o cliente se abra, partilhe as suas emoções, medos, culpa e ansiedade, bem como questões mais práticas em relação ao futuro, a fim de lidar com o stress e tomar decisões pessoais relacionadas com o VIH/SIDA.*

Relativamente a este tipo de aconselhamento para a realização de testes, a FMoH (2003:103) afirma ainda que:

> *O ATV é um processo através do qual um indivíduo é aconselhado, permitindo-lhe tomar uma decisão informada sobre a realização do teste do VIH. A escolha deve ser inteiramente do indivíduo e este deve ter a garantia de que o processo será confidencial. O processo de VCT inclui: Aconselhamento pré-teste e decisão sobre o teste; Confidencialidade e teste; Aconselhamento pós-teste; Aconselhamento de acompanhamento contínuo.*

As Diretrizes (FMoH, 2003 (b): xii) foram mais longe e explicaram que:

> *O objetivo do ATV é promover a mudança de comportamento e atuar como ponto de entrada para os serviços de cuidados e apoio. O VCT destina-se ao cliente assintomático que apenas deseja conhecer o seu estado e auto-apresentar-se.*

Segue-se uma lista de actividades/conteúdos/tarefas/procedimentos que um conselheiro deve seguir e realizar com um cliente num centro de ATV:

- Estabelecer uma relação com o cliente.
- Determinar os conhecimentos do cliente e corrigir as ideias erradas existentes.
- Fornecer as informações necessárias.
- Efetuar uma avaliação de risco personalizada.
- Desenvolver um plano personalizado de redução de riscos.
- Demonstrar a utilização correta do preservativo.
- Explicar o teste do VIH, explicando as implicações dos resultados.
- Obter o consentimento informado do cliente para o teste de VIH.
- Facilitar a realização de testes.
- Avaliar a capacidade do cliente e a sua capacidade de lidar com a situação.
- Notificar o cliente do resultado do teste de VIH.
- Prestar apoio psicológico e emocional.
- Oferecer encaminhamentos adequados.
- Prestar o aconselhamento/apoio necessário, sempre que necessário.
  (FMoH, 2003:103-104; FHI, 2004:2).

Dadas as muitas questões envolvidas na prestação e aceitação dos serviços de ATV, cada país estabelece normalmente diretrizes específicas para regular todos os aspectos do ATV. A este respeito, o Ministério Federal da Saúde estabeleceu uma Diretriz Nacional para o Serviço de ATV na Nigéria (FMoH, 2003(b)). Esta diretriz é tão abrangente que especifica as normas mínimas para os locais e serviços de ATV; tipos de serviços de ATV; qualificação, formação e seleção de conselheiros; mecanismos de garantia de qualidade; protocolos de teste; e até taxas a cobrar e métodos de partilha de custos, etc.

Parece, no entanto, que duas questões não abordadas na referida diretriz podem agora ter-se tornado pertinentes, tendo em conta as realidades actuais. A primeira é a utilização do "e-counseling" - aconselhamento através dos meios electrónicos que ganhou atenção em muitos outros países, e que foi tentado na Nigéria com um sucesso relatado (Akin-Jimoh *et al* , 2004:43-44). Uma segunda questão é que, embora o recurso a "conselheiros leigos" possa ser pertinente em contextos de escassez de mão de obra, as diretrizes reconhecem que apenas conselheiros formados e certificados podem prestar serviços de aconselhamento baseados no ATV. De acordo com a diretriz, embora um potencial candidato a conselheiro possa ser um profissional de saúde, professor, assistente social, trabalhador comunitário ou voluntário, essa pessoa tem de ser submetida a um mínimo de 2 semanas de formação (FMoH, 2003 (b):26) e cumprir os requisitos prescritos pelo Manual de Formação do Ministério Federal da Saúde sobre Serviços de Aconselhamento e Testagem Voluntária do VIH/SIDA na Nigéria 2003 (FMoH, 2003). Estas duas questões não abordadas parecem retratar o documento de orientação como rígido face a uma dinâmica de mudança necessária.

A estrutura de um centro de ATV de modelo americano

A partir de FMoH (2003); FMoH 2003 (b); FHI (2004); FHI (2002); e Sangiwa (2004), deduzimos os seguintes factos Todos os centros de ATV são pontos de serviço "integrados" localizados dentro e como parte funcional de uma instituição de saúde existente, seja ela um Centro de Saúde, um Hospital Geral ou um Hospital Universitário. Para evitar dúvidas, o termo "integrado" não é sinónimo de "adaptado". Os gabinetes disponibilizados pela instituição de saúde de acolhimento para os serviços de ATV dependerão da disponibilidade de espaço/gabinetes, mas consistirão geralmente nas seguintes instalações recomendadas

- Uma sala de receção bem ventilada (obrigatória).
- 1- 5 salas separadas para as sessões de aconselhamento (mínimo obrigatório de uma sala).
- I sala para análises laboratoriais.
- Eu quarto/armazém para armazenar e embalar artigos do programa.
- Instalações sanitárias acessíveis.

A sala de receção de um centro de ATV é particularmente importante devido ao papel primordial de interface que desempenha com os clientes esperados, e será composta pelos seguintes elementos

a. Deve estar limpo e pintado (mesmo que as outras alas do mesmo edifício que alberga o centro VCT não estejam pintadas).
b. Deve estar devidamente iluminado, tanto natural como artificialmente. Está previsto um grupo gerador elétrico de reserva.
c. Deve ser devidamente ventilado. O ventilador elétrico é um requisito mínimo obrigatório. Nas grandes unidades de saúde, existem aparelhos de ar condicionado.
d. Mobiliário adequado, incluindo almofadas acolchoadas e confortáveis, poltronas e mesas.
e. Um aparelho de televisão compatível com leitores de VCD, etc.
f. Uma pequena prateleira com vários tipos de materiais de IEC, incluindo cartazes, folhetos, livros, jornais, revistas, etc., relacionados com o ATV, o VIH/SIDA e a saúde reprodutiva em geral.

O pessoal necessário para gerir o centro de ATV é o pessoal da instituição de saúde anfitriã, que deve ser formado durante um mínimo de 14 dias e certificado sob os auspícios da USAID/FHI, e deve incluir

- 1- 5 conselheiros.
- Pelo menos um responsável por análises laboratoriais.
- 1 responsável pelos registos.
- 1 rececionista

A instituição anfitriã continua a pagar os salários do pessoal do centro de ATV e garante que não os transferirá para fora do centro de ATV durante um período mínimo de 3 anos; a FHI paga subsídios de projeto ao pessoal do centro de ATV.

Os serviços prestados num centro de ATV incluem

(a) Divulgação de informações e conhecimentos aos clientes e ao público em geral.
(b) Sessões de aconselhamento (pré-teste e pós-teste).
(c) Testes laboratoriais para determinar o estatuto de seropositividade ao VIH.
(d) Encaminhamento para outros serviços de prevenção e tratamento do VIH/SIDA.
(e) Tratamento e cuidados de acompanhamento.
(f) Documentação e relatórios.
(g) Consultas acessórias.

Algumas questões-chave nas operações do centro de VCT de modelo americano

- Regra geral, todos os centros de ATV do modelo americano estão "integrados" nas instalações de saúde existentes. Por outras palavras, não existe um centro de ATV autónomo. A essência da integração é permitir que os potenciais clientes se "misturem" facilmente com outros pacientes do hospital para evitar o "embaraço" e a estigmatização frequentemente associados ao VIH/SIDA.
- Regra geral, os serviços nos centros de ATV são "iniciados pelo cliente". Ou seja, é o potencial cliente que toma voluntariamente a decisão de procurar os serviços de ATV. Não pode ser compelido, coagido ou persuadido a procurar ou a aceitar os serviços de ATV. Os pais não podem obrigar os seus filhos e os casais não se podem obrigar um ao outro a procurar os serviços de ATV. Nem mesmo um médico pode encaminhar o seu doente para um centro de ATV, exceto com o consentimento do doente. Daí o termo aconselhamento e despistagem "voluntários".
- A "confidencialidade" é um código de conduta fundamental nas operações de ATV, em que o pessoal de ATV tem o dever de não revelar o estado seropositivo de um cliente a pessoas externas, incluindo o cônjuge, os parentes ou os empregadores do cliente.
- O aconselhamento e os testes num centro de ATV são normalmente gratuitos e estão abertos a todos. No entanto, é proibido aceder aos benefícios do ATV de forma irregular, passando por cima de outros programas, mesmo dentro da instituição de acolhimento, sem "entrar" formalmente no programa de ATV.
- Todas as operações de ATV adoptam procedimentos normalizados emitidos pela FHI e/ou pelo Ministério Federal da Saúde. A normalização aplica-se à formação dos conselheiros, às metodologias de aconselhamento, aos reagentes de teste e aos algoritmos de teste, bem como à documentação e à elaboração de relatórios (FMoH, 2003; FMoH, 2003(b); FHI, 2000; FHI, 2004; Sangiwa, 2004).

2.1.5 Visão geral da situação do VIH/SIDA no Estado de Anambra

O Estado de Anambra pode ser adequadamente descrito como um "centro" de actividades industriais, comerciais e sociais, uma caraterística que influenciou largamente o resultado do VIH/SIDA no Estado. Os dados disponíveis indicam que, com exceção dos anos de 1993 e 2003, a prevalência do VIH/SIDA no Estado de Anambra tem sido constantemente elevada, mesmo quando comparada com a prevalência média nacional:

Ano do inquérito	Prevalência média nacional do VIH/SIDA	Estado de Anambra Prevalência do VIH/SIDA
1991	1.8%	1.8%
1993	3.8%	2.8%
1996	4.5%	5.8%
1999	5.4%	6.1%
2001	5.8%	5.6%
2003	5.0%	3.5%
2005	4.4%	4.2%
2008	4.6%	5.6%
2010	4.1%	8.7%

Fonte: (FMoH, 2004:6-8; FMoH, 2010:1; xi; ANSACA, 2012:1)

A prevalência aparentemente crescente do VIH/SIDA no Estado de Anambra gerou uma preocupação óbvia por parte da população e do governo do Estado. Por conseguinte, foram tomadas várias medidas corretivas, incluindo, entre outras, as seguintes

- O Governo do Estado reforçou as capacidades operacionais da Agência de Controlo da SIDA do Estado de Anambra (ANSACA) e dos Comités de Ação Local sobre a SIDA (LACA) a nível do Estado e das zonas governamentais locais, respetivamente.
- Nove agências parceiras estabeleceram uma presença "sólida" no Estado, colaborando com a ANSACA e o Governo do Estado na sua resposta ao VIH/SIDA, incluindo: o Banco Mundial, o PNUD, a MEASURE Evaluation, a FHI 360/SIDHAS, a IHV-N (ACTION), a CHARIS, a SFH, a HYGIEA FOUNDATION e a PPFN.
- Os Pontos de Prestação de Serviços (SDPs) foram aumentados para ART, PMTCT, e VCT de 2, 3 e 5 respetivamente em 2004 para 14, 45 e 117 respetivamente, em 2012.
- Como reação específica à "escandalosa" prevalência do VIH de 8,7% em 2010, o Estado realizou uma Avaliação da Epidemia de VIH "para determinar os factores determinantes da epidemia com vista a identificar a intervenção de prevenção mais eficaz a privilegiar no Estado" (ANSACA, 2012:1).

É interessante notar que o referido exercício de avaliação da epidemia de VIH foi concluído no terceiro trimestre de 2012. De acordo com a ANSACA (2012: 1), as conclusões e os resultados do exercício de avaliação produziram "uma lista abrangente de 'hot spots' e 'pickup points' onde ocorrem actividades de alto risco e onde a população de maior risco se reúne para solicitar parceiros sexuais". Esta lista foi também compilada e distribuída como documento de trabalho. Este documento, uma obra-prima clara, muito pormenorizada e abrangente, transmitiu um mapeamento sociocultural perspicaz da paisagem total do Estado de Anambra. Entre muitas outras questões pertinentes, o inquérito revelou (ANSACA, 2012(b)):

- Um total de 5.920 Trabalhadoras do Sexo (FSWs) distribuídas em 618 FSW-spots no Estado;
- Um total de 173 utilizadores de drogas intravenosas (UDI) espalhados por 24 pontos do Estado.

Com estes resultados de mapeamento e inquérito, o Estado de Anambra está agora muito à frente de outros Estados em termos de compreensão factual de factores de risco até então desconhecidos que conduzem à epidemia. Além disso, melhorou muito a capacidade operacional e a prontidão operacional do Estado de Anambra, obviamente, para além de outros Estados.

Outra área em que a tendência do VIH/SIDA no Estado de Anambra chama a atenção é a das diferenças entre as zonas rurais e urbanas. Enquanto uma prevalência urbana mais elevada tinha sido a tendência geral a nível nacional, a Zona Geopolítica do Sudeste (incluindo o Estado de Anambra) registou, pela primeira vez, uma prevalência rural mais elevada (4,7%) do que uma prevalência urbana (4,1%) - (FMoH, 2004: 7, 23, 41). No entanto, o relatório, que não desagregou estes números em estatísticas específicas por Estado, também não forneceu explicações específicas para este resultado peculiar. Mas no inquérito de 2010, os cinco Estados do Sudeste (incluindo Anambra) registaram uma prevalência urbana mais elevada e uma prevalência rural mais baixa, que no Estado de Anambra foi de 10,1% e 4,7%, respetivamente. Esta disparidade urbano-rural de (5,4%) para o Estado de Anambra ficou atrás apenas do Estado de Abia, com uma disparidade urbano-rural de 6,5% (FMoH, 2010:26).

Mas, depois, ocorreu uma aparente "inversão de cenário" no referido relatório do inquérito de 2010. Enquanto os cinco Estados do Sudeste que registaram uma prevalência rural mais elevada em 2003 registaram uma prevalência urbana mais elevada em 2010, oito outros

Estados em cinco Zonas Geopolíticas que registaram uma prevalência urbana mais elevada em 2003 registaram agora uma prevalência rural mais elevada em 2010, incluindo os Estados de Akwa-lbom, Ondo, Kebbi, Kaduna, Jigawa, Yobe, Adamawa e Benue (FMoH, 2010: 20-30). Ao contrário do relatório de 2003, o relatório de 2010 tentou explicar a disparidade entre as zonas rurais e as mudanças na prevalência, nomeadamente (FMoH, 2010: 51):

> *Isto pode dever-se provavelmente a alguns factores socioculturais e económicos locais peculiares em funcionamento. Alguns factores de desenvolvimento, como as obras de construção e a urbanização nas zonas rurais, aumentam muitas vezes o risco de infeção pelo VIH entre as mulheres jovens das zonas rurais, através da sua interação com os homens jovens que exercem profissões nas suas* comunidades

À explicação geral acima, podemos acrescentar, para o Estado de Anambra em particular, que a rede de estradas altamente melhorada que reduziu drasticamente as distâncias e abriu novos mercados para actividades comerciais em todos os recantos do Estado, juntamente com o influxo para o Estado de Anambra, de migrantes económicos de todas as partes do país (AN-SEEDS 2007:8-11) criam um ritmo elevado de relações sociais e consequentes actividades sexuais em locais geográficos com previsibilidade espacial limitada.

2.1.6 Impacto do VIH/SIDA na sociedade e no desenvolvimento do capital humano

Uma visão abrangente das várias vias através das quais o VIH/SIDA exerce um impacto negativo na sociedade é resumida pelo PNUD (2005:44), como mostra a tabela seguinte.

Quadro 2: Impacto do VIH/SIDA no indivíduo e na família.

Impacto no indivíduo	Impacto nas famílias
* Desmoralização	* Perda de membros, luto
* Baixa autoestima	* Alteração da composição familiar e dos papéis dos adultos e das crianças
* Vitimização	* Perda de mão de obra
* Doença	* Migração forçada
* Perda de tempo produtivo	* Dissolução
* Perda de força produtiva	* Stress
* Diminuição do âmbito da atividade	* Incapacidade de ser pai ou mãe e de cuidar dos filhos
* Aumento das despesas de cura	* Perda de rendimento para cuidados médicos
* Morte	* Desmoralização
	* Aumento das patologias a longo prazo (incluindo a delinquência infantil)
	* Aumentará o número de agregados familiares que não geram rendimentos.

Fonte: Relatório de Desenvolvimento Humano da Nigéria 2004. VIH e SIDA: A Challenge to Sustainable Human Development. Washington DC: Programa das Nações Unidas para o Desenvolvimento (PNUD). Página 44.

Quadro 3: Impacto do VIH/SIDA nas crianças e nas comunidades

Impacto nas crianças	Impacto nas comunidades
* Perda da família e da identidade	* Redução da mão de obra
* Depressão	Aumento da pobreza

* Redução do bem-estar	
* Aumento da desnutrição	* Incapacidade de manter as estruturas
* Fome	* Perda de mão de obra qualificada, incluindo trabalhadores do sector da saúde e professores
* Não imunização ou não prestação de cuidados de saúde	* Perda de factores de produção agrícola e de mão de obra
* Aumento da procura de mão de obra	* Redução do acesso aos cuidados de saúde
* Perda de escolaridade e oportunidades educativas	* Aumento da morbilidade e da mortalidade
* Sem-abrigo, vagabundagem, criminalidade	* Incapacidade de mobilizar recursos para esquemas de financiamento ou seguros à escala comunitária
* Aumento da vida na rua	
* Exposição ao VIH	

Fonte: Relatório de Desenvolvimento Humano da Nigéria 2004. VIH e SIDA: A Challenge to Sustainable Human Development. Washington DC: Programa das Nações Unidas para o Desenvolvimento (PNUD). Página 44.

Os dois quadros anteriores mostram que o impacto do VIH/SIDA na sociedade é total. Todos os membros da sociedade sentem o impacto, direta ou indiretamente. Mesmo aqueles que não têm um doente com VIH/SIDA na sua família imediata sentem o impacto indiretamente através da hospitalização ou da perda de familiares, da perda de prestadores de serviços ou do custo de oportunidade da despesa pública em questões relacionadas com o VIH/SIDA. De facto, o VIH/SIDA impôs o medo à sociedade em geral.

Em termos mais específicos e quantitativos, os novos casos de VIH/SIDA e os óbitos anuais oferecem uma imagem mais terrível do impacto do VIH/SIDA na sociedade. A ONUSIDA (2010:20-21) fornece estatísticas relevantes sobre estes dois parâmetros a nível mundial, assim

Quadro 4: Incidência e mortalidade globais devido ao VIH/SIDA (por regiões).

Região	Ano	Adultos e crianças recentemente afectados pelo VIH	Mortes relacionadas com a SIDA entre adultos e crianças
África subsaariana	2009	1,8 milhões de euros	1,3 milhões de euros
	2001	2,2 milhões de euros	1,4 milhões de euros
Médio Oriente e Norte de África	2009	75,000	24,000
	2001	36,000	8,300
Sul e Sudeste Asiático	2009	270,000	260,000
	2001	380,000	230,000
Ásia Oriental	2009	82,000	36,000
	2001	64,000	15,000
Oceânia	2009	4500	1400
	2001	4700	1000
América Central e do Sul	2009	92,000	58,000
	2001	99,000	53,000
Caraíbas	2009	17,000	12,000

	2001	20,000	19,000
Europa Oriental e Ásia Central	2009 2001	130,000 240,000	76,000 18,000
Europa Ocidental e Central	2009 2001	31,000 31,000	8500 7300
América do Norte	2009 2001	70,000 66,000	26,000 30,000
Total	2009 2001	2,6 milhões de euros 3,1 milhões de euros	1,8 milhões de euros 1,8 milhões de euros

Fonte: ONUSIDA (2010:20-21)

O quadro acima mostra que, todos os anos, um grande número de pessoas é lançado em experiências que abalam a sua vida devido a uma nova infeção pelo VIH, enquanto outras são afectadas pela morte resultante da SIDA. Mostra também que a África Subsariana tem vindo a sentir o maior impacto negativo de forma consistente desde 2001 até 2009, representando cerca de 69,23% da incidência global do VIH e 72,22% das mortes relacionadas com a SIDA em 2009.

Curiosamente, o Relatório Nacional do Programa das Nações Unidas para o Desenvolvimento (PNUD) sobre a Nigéria para o ano de 2005 centrou-se exclusivamente no estudo da situação do VIH/SIDA na Nigéria. O relatório fez revelações muito abrangentes e importantes sobre o impacto do VIH/SIDA no povo e no Estado nigerianos. Em termos quantitativos e específicos, fomos informados de que o rácio de mortes relacionadas com a SIDA em relação a todas as mortes relacionadas com a saúde aumentou de menos de 8% em 1990 para cerca de 45% em 2000, prevendo-se que aumente para 60% em 2005. Em relação a isto, as mortes por SIDA em 2003 foram de 300.000, estimando-se que aumentem para 350.000 por ano em 2005 (PNUD, 2005: ix, 43).

O VIH/SIDA constitui também um cenário de morbilidade grave, com 3,5 milhões de pessoas que vivem com o VIH e a SIDA (PVVS), de acordo com os dados de 2003. Pensa-se que, da população total de PVVS, 20% necessitariam de cuidados abrangentes, incluindo cuidados paliativos, prevenção, tratamento de infecções oportunistas, bem como terapia antirretroviral (TAR). Segundo os registos disponíveis, as PVVS necessitam, em média, de 15 a 40 dias entre o diagnóstico e a morte para serem hospitalizadas. Os doentes com VIH/SIDA já ocupam uma média de 10 a 25% das camas hospitalares nas instituições de cuidados de saúde na Nigéria (PNUD, 2005: xiii, 51).

O VIH/SIDA tem um custo muito elevado para os indivíduos, as famílias, as comunidades, o governo e a comunidade de doadores. O teste rápido do VIH mais simples e mais barato na Nigéria custa setecentas nairas (N700,00), enquanto outros testes avançados e complexos do VIH, como o ELISA e a contagem de CD4, custam mais de N2000 a N3000. No entanto, são necessários muitos testes de rotina de contagem de CD4 para todas as PVVS em TARV com o objetivo de monitorizar a resposta do doente. Do mesmo modo, o medicamento antirretroviral mais barato (Nevirapina) custa cerca de 4 dólares americanos, enquanto outros ARV, como a Zidovudina (AZT), chegam a custar 1000 dólares americanos (FHI, 2000:2). De facto, o custo de um tratamento eficaz de um doente com SIDA por ano está estimado em 15.000 - 25.000 dólares, um montante que não está ao alcance do nigeriano médio (PNUD, 2005:51).

O apoio dos doadores à luta contra a SIDA aumentou para 300 milhões de dólares por ano. A Administração Obasanjo demonstrou o maior empenhamento do governo na resposta nacional através de um desembolso de 56 milhões de dólares. Foi com este fundo libertado que o Governo Federal implementou o seu programa de Terapia Anti-Retroviral Altamente Ativa (HAART) que colocou 10.000 adultos e 5.000 crianças a tomar medicamentos ARV com 70% de subsídio (PNUD, 2005: x). Embora a Declaração de Abuja, que a Nigéria ratificou, exija 15% da dotação orçamental para o sector da saúde (para um aumento efetivo da resposta ao VIH/SIDA), a Administração Obasanjo só conseguiu 7% (AAI-N, 2004:14), o que, aliás, tem sido o recorde mais elevado do governo nigeriano até agora. Infelizmente, porém, todos estes esforços não passaram de uma gota no oceano.

O impacto do VIH/SIDA na procriação e na dinâmica populacional é de grande alcance. No que diz respeito à transmissão de mãe para filho (MTCT), na ausência de tratamento, 30 a 40% dos bebés nascidos de mães seropositivas não tratadas serão seropositivos. Infelizmente, estes bebés desenvolverão SIDA no prazo de 5 anos e morrerão no prazo de um ano (FHI, 2004 (b):5).

Devido ao VIH/SIDA, a esperança de vida na Nigéria baixou de 53 anos em 1990 para cerca de 50 anos em 2003. Mas a esperança de vida teria aumentado para 57 anos e, gradualmente, para 62 anos até 2013, se não existisse a epidemia de VIH/SIDA (PNUD, 2005:46). De acordo com os dados de 2001, a Nigéria já tinha uma população de órfãos da SIDA de 1,5 milhões de crianças, que se previa que aumentasse para 9 milhões até ao ano 2010 (PNUD, 2005: ix, x). O referido relatório do PNUD (PNUD, 2005:48) afirma ainda que:

> *Os economistas concordam que o VIH e a SIDA provocam um declínio acentuado da produtividade e das poupanças. O impacto da epidemia nas empresas... A SIDA tem, portanto, um efeito direto no crescimento económico da maioria dos países em desenvolvimento com elevada prevalência. O rendimento per capita começa a diminuir 0,4% ao ano quando a taxa de VIH atinge 5%, como foi sugerido no caso da Nigéria. Se atingir 15%, pode registar-se uma queda de cerca de 1% no PIB nacional.*

Devido à extensão e à intensidade do seu impacto na sociedade, o VIH/SIDA já não é considerado um problema de saúde em si, mas sim um problema de desenvolvimento. É por esta razão que o controlo do VIH/SIDA foi incluído nos Objectivos de Desenvolvimento do Milénio (ODM). O objetivo desta inclusão é encorajar esforços concertados crescentes e sustentados na intervenção contra o VIH/SIDA.

2.1.7 O contexto político do ATV para o VIH/SIDA

a) A natureza da política pública

Abubakar e Abubakar (2014) definem política como, em termos simples, um plano ou curso de ação para dirigir os assuntos de uma empresa, partido político, governo ou companhia. Em termos práticos, afirmam que a política "consiste num conjunto de acções e medidas deliberadamente tomadas para orientar os assuntos da sociedade no sentido da realização de metas ou objectivos predeterminados". No entanto, quando mencionamos política na Administração Pública, temos invariavelmente em mente "política pública", que, segundo Dror (1973), se refere a acções importantes do governo.

Por seu lado, Dye (1995) define política pública como aquilo que o governo decide fazer ou não fazer. Dike (1987) subscreve este ponto de vista, definindo política pública como um programa governamental contido nas leis da nação ou numa declaração pública de um funcionário competente do governo. Assim, segundo a posição de Dike, todos os "programas" governamentais são "políticas" e as declarações públicas de funcionários governamentais competentes também são políticas. Subscrevendo este ponto de vista, Aminu, *et al (*2012), citando Egonmwan (1991), afirma que a política pública inclui "declarações e discursos feitos por funcionários públicos que indicam as intenções e os objectivos do governo e o que e como será feito para os concretizar".

Há, no entanto, algumas ressalvas. Para que as declarações e os discursos dos funcionários públicos sejam qualificados como política, tanto Aminu, *et al (*2012) como Abubakar e Abubakar (2014), citando Easton (1957), defendem que tais declarações e discursos devem emanar de "autoridades do sistema político" que são "reconhecidas" pela maioria dos membros do sistema como responsáveis por estas questões e que tomam medidas que são "aceites como vinculativas na maioria das vezes pela maioria dos membros, desde que actuem dentro dos limites das suas funções".

Segundo Anderson (2003), numa sociedade moderna e complexa, as políticas públicas são de facto "omnipresentes", ou seja, confusas e, por vezes, ambíguas e contraditórias (Egonmwan, 1991). Por isso, é preciso ter cuidado ao descrever e atribuir o rótulo de política pública. Assim, Egonmwan recomenda que as políticas públicas devem ser articuladas em estatutos, ordens executivas, regras e regulamentos administrativos, pareceres dos tribunais, etc. Mesmo assim, algumas supostas políticas públicas, que encontram expressão no papel, nunca encontram expressão na realidade, ou na implementação. Por conseguinte, alguns académicos defendem que a política pública deve ser vista mais como "o que o governo faz e não o que o governo pretende fazer ou o que o governo diz que vai fazer". Por conseguinte, consideram a política pública "como uma ação e não como uma mera intenção" (Aminu, *et al* 2012:58).

Em suma, as políticas públicas incluem a constituição, as leis, as decisões judiciais, os regimes de serviço, os tratados, os memorandos de entendimento (MdE), as diretrizes, as ordens executivas, os orçamentos, os resumos oficiais, as gazetas, as circulares, os resumos, os planos evolutivos, os documentos de política setorial e nacional; os documentos de posição do governo, etc. De um modo geral, utilizando o caso da Nigéria, Aminu, *et al (*2012:60) explicaram quatro factores principais que influenciam a formulação e a implementação de políticas: a necessidade das pessoas; as partes interessadas; o grupo-alvo específico; e a vontade política. Citando Ingram e Mann (1980), identificaram ainda seis factores que determinam o sucesso ou o fracasso das políticas públicas, nomeadamente: procura excessiva de resultados políticos; ambição excessiva; teoria ou causalidade exacta e inexacta dos problemas sociais; tipos e eficácia do instrumento político escolhido; os caprichos da implementação das políticas; e o fracasso das instituições políticas.

Abubakar e Abubakar (2014:3), por seu lado, identificaram mais razões para o fracasso das políticas públicas, utilizando o estudo de caso da política de privatização na Nigéria, para incluir:

i. Desconsideração ou supervisão das implicações dos custos recorrentes dos projectos/despesas de capital.
ii. Dependência indevida do sector externo nas projecções de receitas.
iii. Controlo deficiente.
iv. A indisciplina fiscal e o investimento público irresponsável.
v. Dados insuficientes e pouco fiáveis.
vi. Falta de mão de obra qualificada.
vii. Perturbação económica inesperada.
viii. Fragilidades institucionais.

ix. Resistência à mudança e à inovação.
x. Rivalidade interministerial pouco saudável.
xi. Corrupção política e burocrática.
xii. Falta de interesse nacional.
xiii. Falta de empenhamento e de vontade política para aplicar as políticas.
xiv. Consulta inadequada.
xv. Os planos e objectivos políticos são vagos, pelo que não é possível especificar de forma significativa as metas de desempenho e os parâmetros de referência.
xvi. Incoerências políticas e desvios políticos.
xvii. Acompanhamento inadequado e sequenciação deficiente.

Muitas das razões acima referidas também se aplicam diretamente ao VIH/SIDA e ao ATV, enquanto muitas outras podem ter equivalentes correspondentes se forem devidamente identificadas e substituídas.

É preciso ter em conta o que Twum (2013:88), citando Majorne (1989), chama de "interconexão" ou "ligações políticas". Com isto, ele quer dizer que, em qualquer meio, uma determinada política dificilmente emana ou existe em estrito isolamento. Assim, explicou, uma política económica pode estar estreitamente ligada a uma política social; uma política comercial ligada à política internacional ou externa; enquanto uma política ambiental pode estar estreitamente associada a uma política industrial. Esta interconectividade/ligação de políticas é de grande valor para uma compreensão profunda do ambiente político global, bem como para a transferência de políticas de um país para outro.

Todas as políticas públicas enfrentam dois desafios - o tempo e a reação do público. Embora uma política pública possa prever o futuro, a tomada de decisão real inerente a ela baseia-se no conhecimento atual, enquanto o benefício ou fracasso no futuro não pode ser determinado com precisão (Amartya, 1977 citado em Twum, 2013:88). Para os dois desafios acima referidos, Aminu *et al (*2012:59-60) acrescentam ainda que qualquer política baseada numa base defeituosa (factos, dados, crença, suposição, teoria, etc.) enfrenta uma experiência de implementação difícil e pode muito provavelmente não conseguir atingir os objectivos estabelecidos.

b) Ambiente político do ATV no domínio do VIH/SIDA

Há cinco questões políticas fundamentais envolvidas no modelo americano de VCT (FMoH, 2003 (b)), tal como foi mencionado anteriormente nos Antecedentes do Estudo, a saber: a aceitação do serviço é iniciada pelo cliente; o teste de VIH é feito por consentimento voluntário; o resultado do teste é confidencial; os clientes, especialmente os clientes seropositivos, gozam de proteção dos direitos humanos; e o programa de VCT serve de "porta de entrada" para outros programas de prevenção e controlo do VIH/SIDA. Seguindo o argumento de Twum de que todas as políticas têm peculiaridades locais que justificam a sua formulação, podemos tentar dar uma vista de olhos superficial às possíveis peculiaridades locais americanas que podem ter influenciado o seu modelo de ATV, nomeadamente

- Dado que o VIH/SIDA começou nos EUA, o país foi obrigado a conceber uma resposta política original sem grande influência externa.
- Com base em Salyer (2001) e Kaiser (2006), recordamos a prevalência precoce do VIH/SIDA entre os homossexuais masculinos nos Estados Unidos, alguns dos quais, segundo as primeiras controvérsias, tinham antecedentes militares que poderiam estar

ligados às instalações de armamento biológico dos Estados Unidos. Assim, o sentimento nacional poderia ser facilmente suscitado.

- Embora o VIH/SIDA tenha sido corretamente descrito como uma epidemia nos EUA, o seu impacto real no país, se comparado com outras regiões, é de facto insignificante (UNAIDS, 2010:20-21). A prevalência do VIH/SIDA foi de 0,6%; o total de mortes relacionadas com a SIDA foi de 26 000 (para o ano de 2009) em todo o continente norte-americano, incluindo os Estados Unidos, o Canadá e a Gronelândia.
- Os Estados Unidos, como é do conhecimento geral, têm um sistema de saúde muito robusto, com conhecimentos especializados de ponta, instalações de última geração, uma cobertura nacional de seguro de saúde abrangente e uma capacidade de resposta extremamente rápida.
- Um público informado.
- Uma cultura generalizada e enraizada de liberdade e de direitos humanos.

É possível obter informações pormenorizadas sobre a política dos EUA a partir da última revisão - - Estratégia Nacional para o VIH/SIDA (NHAS) divulgada pela Casa Branca em 13 de julho de 2010 para o período de cinco anos (2010 - 2015) a partir da ligação www.aids.gov/federal-resources/national-hiv-aids-strategy/ ... Basta tomar nota da "visão" da estratégia política (NHAS, 2010: I de 3):

> *Os Estados Unidos tornar-se-ão um local onde as novas infecções por VIH são raras e, quando ocorrem, todas as pessoas, independentemente da idade, sexo, raça/etnia, orientação sexual, identidade de género ou circunstâncias socioeconómicas, terão acesso ilimitado a cuidados de elevada qualidade e que prolongam a vida, sem estigma e discriminação.*

É necessário observar também que o referido NHAS estabelece "objectivos claros e mensuráveis a atingir até 2015". Em apenas um dos objectivos políticos, entre muitos outros, o NHAS afirma o seguinte

1. Reduzir as novas infecções pelo VIH:

- Reduzir em 25% o número anual de novas infecções.
- Reduzir a transmissão do VIH em 30%.
- Aumentar a percentagem de pessoas que vivem com o VIH que conhecem o seu estado serológico de 79% para 90%.

Note-se que o ponto n.º 3 acima se refere à despistagem do VIH, o que implica que, em 2010, 79% das PVVS nos EUA já tinham acesso à despistagem e conheciam o seu estado serológico de VIH. Isto compara-se escandalosamente com a taxa de 12% da Nigéria (NPC, 2003:8; FHI, 2004 (d):2).

Um olhar rápido sobre o cenário nigeriano é muito instrutivo. O Programa das Nações Unidas para o Desenvolvimento (PNUD) e a Action Aid International - Nigéria consideraram que a Nigéria se destacou na criação de um ambiente político adequado, especialmente na promulgação de leis e instrumentos estatutários apropriados; no desenvolvimento de documentos políticos, normas e diretrizes; e na criação de instituições e estruturas apropriadas (PNUD, 2005:ix-x; AAI-N, 2004:vi, 13). Ver secção 2.1.3 para evitar repetições desnecessárias. De facto, aparentemente, a Nigéria está mesmo à frente dos Estados Unidos na adoção de instrumentos políticos. Por exemplo, enquanto o NHAS 2010 é o "primeiro roteiro nacional abrangente de sempre" dos Estados Unidos, a Nigéria já tinha uma política nacional abrangente em matéria de VIH/SIDA em 1997, revista em 2003, com a última revisão em 2009 (NACA, 2009:3). Além disso, o Plano de Ação de Emergência para o VIH/SIDA (HEAP) da Nigéria, de 2002, as Diretrizes Nacionais para o Aconselhamento e Teste Voluntário do VIH/SIDA (2003) e o Manual de Formação [Nacional] sobre os Serviços de Aconselhamento e Teste Voluntário do VIH/SIDA na Nigéria (2003). No entanto, o que é necessário fazer aqui é identificar as "minas terrestres" no ambiente político do ATV do VIH/SIDA na Nigéria.

Em primeiro lugar, ao contrário dos EUA, as políticas de VIH/SIDA e ATV da Nigéria foram, tal como outras políticas de saúde, influenciadas externamente pela USAID/FHI e outros doadores e 'parceiros de desenvolvimento' através do "controlo dos recursos" e do controlo dos conhecimentos especializados (Saka *et al*, 2012:50-54). Em segundo lugar, ao contrário do que acontece nos EUA, o sistema de prestação de cuidados de saúde da Nigéria é, para usar as palavras exactas de Saka *et al* (2012:50) " fraco e frágil". O financiamento é escasso; as instalações e as infra-estruturas são mínimas; a mão de obra e os conhecimentos especializados são inadequados e desmotivados; etc. Os sistemas médicos alternativos (homeopatia, medicina tradicional, cura pela fé), que também estão pouco desenvolvidos, competem, confundem e complicam a prestação de cuidados de saúde. A pobreza limita gravemente os cuidados de saúde necessários fora do domínio da acessibilidade geral. A ignorância generalizada e o forte apego à tradição e à cultura reforçam atitudes e comportamentos pouco saudáveis, incompatíveis com a educação:

> Embora o nível de educação estivesse associado a um nível mais elevado de conhecimentos sobre o VIH, o relatório NDHS de 2008 também mostra que o comportamento sexual de maior risco, como as relações sexuais com uma pessoa que não é cônjuge nem parceiro de coabitação, era mais elevado entre as pessoas com mais educação (NACA, 2009:4).

A propósito, a referida Política Nacional da Nigéria não é firme e empenhada, nem apresenta objectivos e metas específicos e mensuráveis. Afirma como seu "objetivo global" que:

> O objetivo geral da Política Nacional sobre o VIH/SIDA é fornecer um quadro para o avanço da resposta nacional multissectorial à epidemia do VIH/SIDA na Nigéria, de modo a conseguir um controlo eficaz através da redução da taxa de novas infecções, da prestação de cuidados e apoio equitativos às pessoas infectadas e afectadas, e da atenuação do impacto da infeção, permitindo assim que todas as pessoas na Nigéria possam alcançar vidas social e economicamente produtivas livres da doença e dos seus efeitos (NACA, 2009:11).

Do mesmo modo, o seu objetivo político é vago:

> O principal objetivo da política é ter travado e começado a inverter a propagação do VIH, fornecer tratamento de qualidade às pessoas que vivem com o VIH e oferecer cuidados e apoio às pessoas infectadas e afectadas pelo VIH/SIDA até 2015, à medida que a Nigéria avança para o cumprimento do seu Compromisso de Acesso Universal (NACA, 2009: 11).

De facto, parece que os autores do documento político estavam pessimistas e que é pouco provável que a situação se altere significativamente para melhor, tendo em conta as numerosas declarações de "lamentação e infortúnio" que o documento político contém (NACA, 2009):

> No entanto, subsistem ainda desafios consideráveis na resposta ao VIH (p.4) ... O Ministério Federal da Saúde, no relatório do inquérito sentinela sobre a seroprevalência do VIH de 2008, estima ainda que o número atual de mortes anuais por causas relacionadas com o VIH é de 250 000. Assim, as perspectivas para o futuro são sombrias,

> a não ser que se consiga um controlo efetivo e também com urgência (pp. 4-5) ... Dada a lenta progressão do VIH para a SIDA, o número de crianças órfãs devido à SIDA continuará a aumentar na próxima década, mesmo que a transmissão da infeção seja drasticamente reduzida num curto espaço de tempo (p.5) ... Com a redução do número de profissionais de saúde que pode ser ocasionada pela morte relacionada com o VIH/SIDA e a diminuição dos recursos económicos que pode resultar do impacto do VIH na economia, a situação pode piorar no futuro, a não ser que sejam montadas intervenções eficazes (p.5).

2.1.8 Lacuna na literatura

Desde o seu início em 1981 até 2015, a epidemia de VIH/SIDA dura há 34 anos. O que se conseguiu, em geral, como mostra a literatura analisada, foi apenas uma estabilização da epidemia, não um controlo efetivo. É necessário verificar se os esforços e estratégias existentes são ou não inadequados para conseguir um controlo efetivo da epidemia.

Muitas estratégias são aplicadas na prevenção e no controlo do VIH/SIDA. A literatura analisada não indica qualquer avaliação empírica da eficácia e eficiência comparativa das diferentes estratégias, de modo a atribuir um prémio a qualquer estratégia em detrimento das outras, nem mesmo à estratégia de VCT.

No contexto de uma epidemia em estabilização, são registados resultados inesperados em casos pouco frequentes em locais diferentes, como é o caso no Médio Oriente e no Norte de África. O mesmo resultado inesperado de 8,7% de taxa de prevalência foi registado no Estado de Anambra no inquérito nacional de prevalência do VIH/SIDA de 2010. Embora este resultado tenha levado o Estado a reacções especiais, incluindo um exercício de avaliação da epidemia invulgar, mas louvável, é necessário estabelecer explicações corretas, precisas e racionais para estes resultados inesperados, para além de qualquer dúvida razoável.

Agora que os "impulsionadores da epidemia" no Estado de Anambra foram identificados e mapeados através do resultado do exercício de "avaliação da epidemia", resta identificar a intervenção de prevenção mais eficaz em que nos devemos concentrar no Estado", tal como afirmado pela ANSACA no parágrafo iv acima. A partir de alguns parágrafos anteriores, pode deduzir-se que, tendo em conta o aumento de centros de ATV no Estado, de 5 em 2004 para 117 em 2012, a ATV tem sido, até à data, a intervenção de prevenção em que mais se tem concentrado no Estado de Anambra. Aparentemente, isto está de acordo com a noção prevalecente de que o ATV é uma "porta de entrada" indispensável para o programa de controlo do VIH/SIDA. Não haverá outras maneiras de fazer as coisas de forma diferente e melhor?

A adoção do modelo americano de VCT pela Nigéria é uma "transferência de política" *estrangeira* (Twum, 2013:86). Majorne (1989) questiona a racionalidade, enquanto Evans (2004) e Stone (2001) questionam a "aplicabilidade" da transferência de políticas no país recetor. Aminu *et al* (2012:59, 60) argumenta que a "solidez" de uma política, ou seja, as premissas ou pressupostos em que se baseia a decisão política têm de ser exactas/verdadeiras/validas, caso contrário a sua implementação é suscetível de falhar. Assim, esta tese preencheu esta lacuna ao avaliar tanto os 'pressupostos políticos' que colocam o ATV como programa de 'porta de entrada' para outros programas no continuum de prevenção e controlo do VIH/SIDA, como os resultados internos da sua implementação como transferência de política externa na Nigéria/Estado de Anambra.

2.2 Quadro teórico

A justificação para a escolha do quadro teórico é dada pela USAID, pela FHI e pelo Ministério Federal da Saúde, que atribuem um estatuto de "porta de entrada" ao ATV (FMoH, 2003: vii; PNUD, 2005: iv). Uma vez que essa atribuição de um estatuto de "porta de entrada" também foi amplamente aceite pelos governos de vários países de acolhimento, elevou essa atribuição a uma "teoria de trabalho" entre estas instituições e governos - daí a "teoria [de trabalho] de porta de entrada" do ATV. Invariavelmente, é conveniente que a eficácia ou não do VCT seja analisada através da perspetiva da "teoria da porta de entrada". Assim, este estudo adoptou justificadamente a "teoria da porta de entrada" como enquadramento teórico.

2.2.1 A teoria da porta de entrada

Antes de 1950, o desenvolvimento da Ciência Política e da sua ramificação, a Administração Pública, como campos de estudo distintos, foi considerado "atrofiado" (Easton, 1951; Cobban, 1953; Mosher, 1956). Isto deveu-se ao facto de, em vez de se envolverem em "novas sínteses políticas" através do empréstimo de ideias de outros campos de estudo, os praticantes da Ciência Política e, mais ainda, da Administração Pública, se limitarem apenas aos instrumentos de análise tradicionalmente conhecidos (modelos, abordagens, teorias, paradigmas). Esta limitação, Easton descreveu-a como "viver parasitariamente de ideias com um século de idade", e Cobban chamou-lhe "moedas gastas ainda usadas como moeda válida" (Easton, 1951; Cobban, 1953; ambos citados em Varma, 1975: 116; 124 respetivamente). Naturalmente, na sequência disto, David Easton foi levado a desenvolver a "Teoria dos Sistemas" como um remédio para o atrofiamento da Ciência Política e da Administração Pública. Para evitar dúvidas, a ideia da Teoria dos Sistemas e a sua ramificação - a Análise Estrutural-Funcional - foram emprestadas do campo da Anatomia e Fisiologia - um ramo das Ciências da Saúde.

Do mesmo modo, mas mais recentemente, Perry e Kraemer (1992) efectuaram uma avaliação da investigação em Administração Pública a nível mundial. As suas conclusões também corroboraram as críticas anteriores de Easton e Cobban sobre o "atrofiamento" da Administração Pública devido a uma circunscrição rígida auto-imposta. Na sua opinião, observaram corretamente (Perry e Kraemer, 1992:364) que a investigação neste domínio " não amadureceu a ponto de ser capaz de sustentar as necessidades de criação de conhecimento do domínio". Recomendaram, entre outras coisas, uma incursão mais dinâmica noutras disciplinas por parte dos profissionais da Administração Pública.

Desde o início do novo milénio, a sociedade moderna está a aumentar muito rapidamente em complexidade, "esbatendo" assim as fronteiras da Administração [Pública]. Do mesmo modo, a natureza sempre sobreposta dos objectivos sociais transformou a Administração [Pública] em ciências de gestão e políticas. Estes factores, segundo Okoli (2004:8), criaram uma maior necessidade de a Administração Pública "se abstrair de muitas outras disciplinas, puras e aplicadas"

Atualmente, há uma série de questões que constituem desafios globais, incluindo as alterações climáticas, a migração, a pobreza e a fome, os conflitos e as guerras e a xenofobia. Na Nigéria, atualmente, há uma série de questões que constituem desafios nacionais, incluindo o desemprego dos jovens, a insurreição do Boko Haram, a militância étnica e regional e a epidemia da doença do vírus Ébola (DVE). Estes desafios mundiais e nacionais constituem, sem dúvida, um farol para os profissionais da Administração Pública, que devem conceber novas "regras de empenhamento" para cultivar a necessária relevância da disciplina na redução destes desafios. Mas isto não será possível a não ser que os profissionais da Administração Pública construam as necessárias "pontes interdisciplinares" que facilitarão ligações operacionais multidisciplinares efectivas com outras disciplinas onde estes desafios globais e nacionais residem como constituintes primários - como a Saúde, o Ambiente, a Agricultura, a Defesa e a Segurança, etc.

O que precede dá um ímpeto extra a esta investigação para "quebrar o acampamento" e adotar como quadro teórico a Teoria da Porta de Entrada. Esta teoria é habitualmente aplicada no subsector da saúde pública, para a prevenção e o controlo de doenças e outras afecções e condições relacionadas com a saúde. A teoria também tem sido utilizada no subsector do controlo dos estupefacientes. Mas a teoria tem perspectivas de aplicação mais ampla e rotineira como instrumento de análise na Administração Pública.

Princípios gerais da teoria da porta de entrada.

A ideia básica da Teoria da Porta de Entrada pode ser representada, pictoricamente, por um recinto cercado por um muro, com um portão, como mostra a figura 1 abaixo:

Figura 1: Simulação de uma porta e da teoria da porta de entrada.

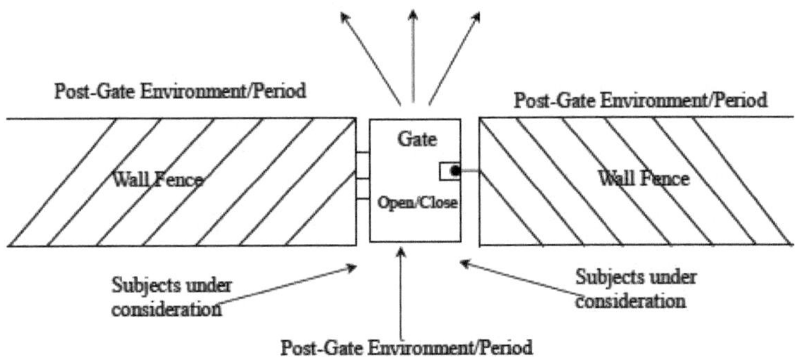

Fonte: A figura acima é uma criação original do investigador para representar o conceito defendido pelos proponentes da Teoria da Porta de Entrada do VCT. Não existe nenhum documento existente em que esta representação pictórica tenha sido feita.

A figura acima é explicada da seguinte forma. Existe uma vedação que impede a entrada por qualquer outro ponto, canalizando os pretendentes para o ponto de passagem. Existe um "portão" que se abre ou fecha, regulando a entrada e a saída, de acordo com determinados requisitos, segundo o critério dos guardiões do portão. Existe um ambiente pré-gate (exterior) e um ambiente pós-gate (interior).

A utilização mais antiga da teoria da porta de entrada pode ser atribuída a Ronald Melzack e Patrick Wall na sua explicação da transmissão de estímulos de dor através da medula espinal para o cérebro. Explicaram que, numa extremidade, as fibras nervosas pequenas (receptores da dor) e as fibras nervosas grandes (receptores normais) formavam um "mecanismo de passagem" no centro, em torno das sinapses das células de projeção, que "abrem ou fecham/bloqueiam" os sinais de dor e de reação de e para o cérebro/interneurónio inibitório na outra extremidade.

De acordo com Melzack e Wall citados em Freudenrich (2007: l), a interação pode ser delineada da seguinte forma:

i. Quando não há entrada de informação, o neurónio inibitório impede o neurónio de projeção de enviar sinais para o cérebro (a porta está fechada).

ii. A entrada somatossensorial normal ocorre quando há mais estimulação de fibras grandes (ou apenas estimulação de fibras grandes). Tanto o neurónio inibitório como o neurónio de projeção são estimulados, mas o neurónio inibitório impede o neurónio de projeção de enviar sinais para o cérebro (a porta está fechada).

iii. A nocicepção (receção da dor) ocorre quando há mais estimulação de pequenas fibras ou apenas estimulação de pequenas fibras. Isto inativa o neurónio inibitório e o neurónio de projeção envia sinais para o cérebro informando-o da dor (a porta está aberta).

iv. As vias descendentes do cérebro fecham o portão, inibindo os neurónios projectores e diminuindo a perceção da dor.

A teoria da porta de entrada tem uma aplicação mais elaborada na análise do consumo de drogas, do abuso de drogas, da toxicodependência e das estratégias para o seu diagnóstico e controlo. Os primeiros trabalhos neste domínio são atribuídos a MacCoun (1998); Kane e Yacoubian (1999); Joy, Watson e Bensor (1999); e Kendel 2002 (citado em Drug War Facts. org., 2014:1-8).

De acordo com Kane e Yacoubin (1999: 1), naquilo a que chamaram "a Teoria da Porta de Entrada dos Padrões de Escalada do Consumo de Drogas":

> *Análises sofisticadas demonstraram repetidamente que as substâncias de "porta de entrada", como o álcool e o tabaco, desempenham um papel precoce no percurso do consumo de drogas. É pouco provável que os adolescentes consumam marijuana sem primeiro consumirem álcool e tabaco, e não consumirão drogas mais graves, como a cocaína e a heroína, sem primeiro consumirem marijuana.*

De acordo com a Wikipédia (2014), em termos simples, a Teoria da Porta de Entrada, também designada por Teoria da Droga da Porta de Entrada, Hipótese da Porta de Entrada ou Efeito da Porta de Entrada, afirma que o consumo de drogas menos nocivas pode levar a um risco futuro de consumo de drogas duras mais perigosas ou de crime. É frequentemente atribuída à utilização anterior de uma de várias substâncias lícitas, como o álcool, o tabaco e, posteriormente, a canábis. Isto baseia-se na observação de que muitos consumidores que consomem cocaína ou heroína já consumiram canábis e que a maioria já consumiu álcool ou tabaco.

Em termos mais específicos, a Wikipédia (2014), citando Vanyukov *et al* (2012), afirma que "a investigação sustenta que o consumo de canábis prevê um risco significativamente mais elevado de consumo subsequente de drogas ilícitas mais pesadas". Citando NIDA (2006), afirma que "as pessoas que consomem drogas também são provavelmente fumadoras de cigarros. Mais de dois terços dos toxicodependentes são fumadores regulares, uma taxa que é mais do triplo da do resto da população.

Tarter *et al* (2006:2138) afirma ainda que:

> A hipótese da porta de entrada sustenta que as drogas de abuso ocupam posições distintas numa hierarquia, bem como posições definidas numa sequência temporal. Assim, o consumo de substâncias é teorizado como progredindo através de uma sequência de fases, começando com compostos legais e socialmente aceitáveis que se encontram numa posição baixa na hierarquia, seguidos pelo consumo de drogas "leves" ilegais e, mais tarde, de drogas "duras" classificadas numa posição mais elevada na hierarquia.

Muitos outros inquéritos de alto nível continuaram, em muitos aspectos, a validar a teoria do padrão de escalada do consumo de droga, incluindo Ginzler *et al* (2003); KenKel, Mathios e Pacula (2001); Degenhardt *et al* (2010); NSDUH (2013). No entanto, alguns outros estudos, nomeadamente Golub e Johnson (2002); Ginzler *et al* (2003) e Van Gundy e Rebellon (2010), teceram algumas críticas à teoria da porta de entrada, afirmando que, em alguns casos, se verificou que o consumo de drogas duras não obedece à ordem de progressão especificada pela teoria da porta de entrada; e que outros factores sociais e ambientais [para além do efeito de porta de entrada do álcool, do tabaco e da marijuana], como o stress, podem levar à iniciação direta à droga em qualquer fase. Em poucas palavras, o que a teoria da porta de entrada (droga) postula, relacionando-a com a figura 1 acima, é que

- O consumo lícito de álcool e tabaco constitui o ambiente pré-gate.
- O abuso do álcool e do tabaco constitui a entrada através do "primeiro portão" do padrão de escalada do consumo de droga.
- O consumo/abuso de marijuana constitui uma nova entrada através de um segundo portão.
- O consumo/abuso de drogas duras (como a cocaína e a heroína) constitui um avanço para o ambiente pós-gate.

2.2.2. Aplicação da teoria ao estudo

Pode observar-se que a maior parte dos estudos, autoridades especializadas e publicações citadas na Teoria da Porta de Entrada [da Droga] acima se concentram nos Estados Unidos. Isto alinhará facilmente a nossa apreciação da teoria da porta de entrada do ATV, sabendo que a designação do ATV como "porta de entrada" no controlo do VIH/SIDA é atribuída a autoridades dos Estados Unidos. Para evitar dúvidas, a designação do ATV como "porta de entrada", também chamada "ponto de entrada", foi reconhecida a nível mundial (FHI, 2002; FHI, 2004; PNUD, 2005; OMS, 2005; FMoH, 2003). Tecnicamente, a Teoria da Porta de Entrada do ATV implica que o centro de ATV é o "primeiro porto de escala" dos clientes que procuram serviços de cuidados e apoio relacionados com o VIH/SIDA (daí a noção de "porta de entrada"/"ponto de entrada"). No centro de ATV, o cliente pode receber uma série de serviços, incluindo: resposta a questões; informação e esclarecimento através de folhetos, cartazes, jingles de rádio/TV; peças de teatro e filmes relacionados com o VIH/SIDA; aconselhamento pré-teste; teste de VIH; aconselhamento pós-teste; encaminhamento para outros serviços de cuidados e apoio; e aconselhamento subsequente, se necessário.

A verdadeira e real função do centro VCT como "porta de entrada" reside na seguinte opção de acontecimentos:

- O cliente, na sua entrada inicial, pode optar por "sair" do centro de ATV sem mais compromissos subsequentes, ou depois de receber informações através de folhetos, etc.
- O cliente pode optar por ir mais longe, recorrendo a serviços de aconselhamento e de despistagem, conhecendo assim o seu estado serológico em relação ao VIH.
- Em caso de resultado positivo no teste de VIH, o cliente é encaminhado pelo conselheiro de ATV para qualquer um dos outros dez serviços de cuidados e apoio ao VIH/SIDA, consoante o resultado do aconselhamento, do teste e das necessidades subsequentes do cliente.
- O possível acesso direto do cliente a outros serviços de cuidados e de apoio ao VIH/SIDA (como o tratamento com medicamentos antiretrovirais, a afiliação a grupos de pares) sem o encaminhamento de um centro de ATV é desencorajado ou, em alguns casos, proibido.

O seu valor como plataforma "obrigatória" para o encaminhamento para outros serviços de cuidados e apoio ao VIH/SIDA é, de facto, o cerne da noção de VCT da Gateway. Por isso, pode ser representado pictoricamente, como se mostra a seguir.

Figura 2: Teoria da Porta de Entrada da VCT, Representação Diagramática.

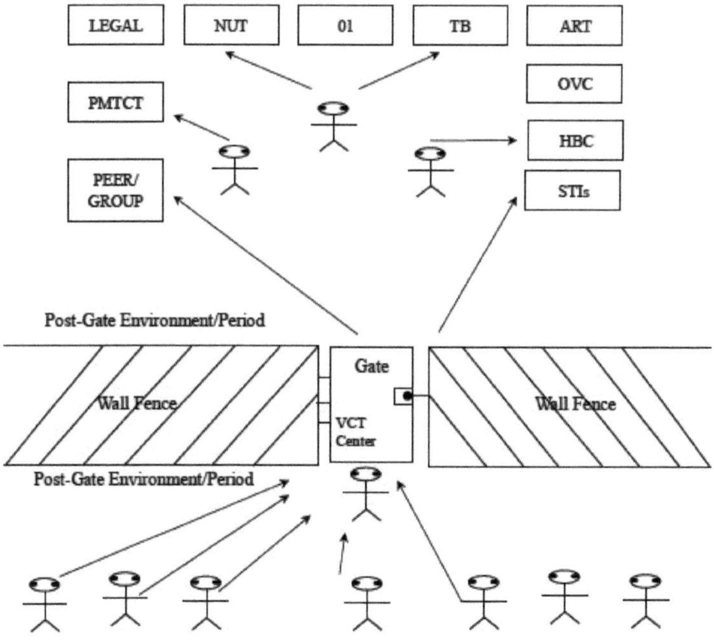

Fonte: A figura acima é uma criação do investigador, adaptada através da harmonização da criação original da Porta de Entrada anteriormente mostrada na figura I acima, e da Ligação de Referência VCT (Porta de Entrada) criada pela FHI / FMoH (2003).

A figura 2 acima é explicada da seguinte forma:

No ambiente pré-gate, os potenciais clientes que procuram os serviços de ATV visitam o Centro de Saúde/Hospital em que o centro de ATV está localizado. A vedação impede a entrada/acesso a qualquer serviço de VIH/SIDA, exceto através do centro de ATV. Depois de receberem o aconselhamento e o teste no centro de ATV, estes utentes são encaminhados do centro de ATV para qualquer outro serviço de VIH/SIDA, de acordo com as necessidades emergentes do utente. Estes outros serviços de VIH/SIDA no ambiente pós-gate são, no sentido contrário ao dos ponteiros do relógio Infecções Sexualmente Transmissíveis (ISTs); Cuidados Domiciliários (HBC); Crianças Órfãs e Vulneráveis (OVC); Terapia Anti-Retroviral (ART); Tuberculose (TB); Infecções Oportunistas (O1); Nutrição (NUT); Serviços de Apoio Jurídico (LEGAL); Prevenção da Transmissão Vertical (PMTCT) e Grupos de Pares de Pessoas Vivendo com VIH/SIDA (PEER GROUP).

Segue-se uma figura relacionada (fig. 3) efetivamente utilizada pela Family Health International (FHI) e pelo Ministério Federal da Saúde da Nigéria (FMoH) para denotar a teoria da porta de entrada do ATV.

Figura 3: O V CT como porta de entrada para a prevenção e os cuidados do VIH/SIDA (ligações de referência) .

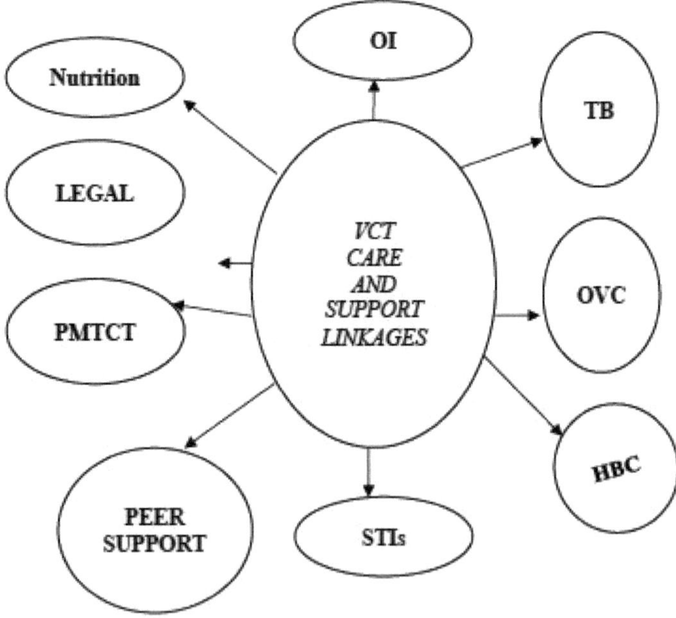

Fonte: Nome do documento das instalações: Formulários para Compilação de Organizações que Oferecem Serviços Relacionados com o HIV/SIDA. Family Health International (FHI) / Ministério Federal da Saúde (FMoH 2003).

A figura acima mostra o ATV no "centro", a partir do qual os utentes são encaminhados para outros serviços de VIH/SIDA que rodeiam o ATV, numa relação de ligação de encaminhamento.

Teoria da Porta de Entrada: Relevância para a Administração Pública e Perspectivas de Utilização como Ferramenta de Análise de Rotina na Administração Pública.

Das citações e referências aduzidas na Teoria da Droga da Porta de Entrada acima, especialmente de NIDA (2006) e NSUDII (2013), é certo que o Governo dos Estados Unidos aceita, como posição oficial, a Teoria da Porta de Entrada [Drug Escalation]. O mesmo se aplica ao Governo do Canadá, do Reino Unido, da Nova Zelândia e dos Países Baixos. Esta aceitação oficial da Teoria da Porta de Entrada da Droga, obviamente, tem influenciado as políticas, acções e condutas do Governo dos Estados Unidos em direcções que interessam à Administração Pública.

Por exemplo, foram criadas várias agências especializadas, foram elaborados orçamentos substanciais e libertados fundos, e várias políticas públicas foram criadas e tornaram-se operacionais. Curiosamente, algumas destas agências especializadas e políticas públicas foram adoptadas por outros países, incluindo a Nigéria. Algumas agências especializadas relevantes nos EUA incluem: Instituto Nacional de Justiça; Gabinete de Justiça Juvenil e Prevenção da Delinquência; Centro de Investigação de Comportamentos Aditivos; Centro de Investigação de Políticas de Drogas; Administração de Serviços de Abuso de Substâncias e Saúde Mental; Instituto Nacional de Abuso de Drogas (NIDA); e a Agência Federal de Legislação sobre Drogas (Kane e Yacoubi, 1999; Drug WarFacts.Org., 2014). Note-se que a Agência Nacional de Controlo da Droga da Nigéria (NDLEA) é, na realidade, uma réplica da Agência Federal de Controlo da Droga dos EUA, recebendo a NDLEA da Nigéria assistência técnica da sua congénere americana.

De imenso interesse para a Administração Pública são as diversas políticas públicas que emanam da adesão do Governo à Teoria da Droga da Porta de Entrada, a saber

i. A publicidade ao tabaco está sujeita a uma limitação legal que obriga, nomeadamente, à inclusão de advertências sobre os perigos do tabaco para a saúde.

ii. Existe uma proibição legal de fumar tabaco em locais públicos designados.

iii. Os utentes da estrada, especialmente os condutores, são obrigados por lei a submeter-se a uma avaliação no local da sua ingestão de álcool, utilizando analisadores móveis de álcool no ar expirado, pela polícia e pelos agentes de segurança rodoviária.

iv. A certificação de isenção de toxicodependência é um requisito legal para: o alistamento e a entrada em funções nas Forças Armadas; a obtenção de licenças para algumas profissões designadas, incluindo pilotos de aeronaves, condutores de embarcações, etc.; e para a obtenção de licenças de porte de arma.

v. Os rigorosos rastreios antidroga tornaram-se procedimentos de rotina para as viagens internacionais nos portos aéreos e marítimos.

vi. As organizações empresariais (e as suas contas bancárias) são obrigadas, por lei, a submeter-se a um rastreio e a um controlo por parte das agências de aplicação da lei e das agências de regulação financeira, a fim de detetar eventuais ligações ao terrorismo e ao branqueamento de capitais relacionados com o crime e a droga.

Muitas das políticas públicas acima enumeradas já estão a funcionar na Nigéria. Os anúncios de cigarros trazem o aviso "os fumadores podem morrer jovens". Os anúncios de cerveja têm o aviso "beba com responsabilidade". A Lei de Controlo do Tabagismo de 1990 proíbe o fumo em locais públicos. Todos os aeroportos internacionais da Nigéria dispõem de um sistema de controlo antidroga. Os bancos comunicam ao Banco Central da Nigéria (CBN) e à Comissão de Crimes Económicos e Financeiros (EFCC) os depósitos, levantamentos, pagamentos e transferências de grandes volumes de dinheiro. Todas as novas empresas registadas pela Comissão de Assuntos Corporativos (CAC) devem obter uma autorização da Unidade de Controlo Especial contra o Branqueamento de Capitais (SCUML) da EFCC antes de abrir uma conta bancária na Nigéria.

À semelhança da Teoria da Porta de Entrada da Droga, a Teoria da Porta de Entrada do VCT tem algumas implicações para a administração pública:

i. A criação de centros de ATV é uma componente obrigatória do Acordo de Cooperação entre a USAID/FHI e um futuro governo anfitrião (FHI, 2002). Isto precede a libertação efectiva de fundos do doador (USAID/FHI) para o governo beneficiário.

ii. O modelo americano de centro de ATV, tal como funciona nos Estados Unidos, é o modelo adotado por todos os países anfitriões da FHI, incluindo a Nigéria. O Governo da Nigéria, através do Ministério Federal da Saúde, prescreveu o modelo americano de ATV como norma nacional através da instrumentalidade das Diretrizes Nacionais para o Aconselhamento e Testagem Voluntária publicadas em dezembro de 2003 (FMoH 2003).

iii. Todos os protocolos e algoritmos de teste adoptados pelos centros de VCT na Nigéria estão em conformidade com as normas dos EUA (FMoH, 2003). Por conseguinte, todos os kits de teste e reagentes utilizados são fabricados e importados dos EUA. Do mesmo modo, os medicamentos ARV resultantes das referências dos centros de VCT são patenteados nos EUA. Isto tem algumas implicações comerciais e económicas tanto para os EUA como para a Nigéria.

iv. Uma questão ética séria que decorre do processo de "gating" do ATV é o facto de as PVVS que precisam de ARV não poderem ter acesso aos medicamentos, porque não passaram pelo portão do ATV para garantir o encaminhamento formal para ARV de um centro de ATV. Tendo em conta que a USAID/FHI são os maiores fornecedores de ARV, este cenário cria uma escassez real de ARV noutras plataformas, ao mesmo tempo que cria um excedente artificial nos pontos de venda da USAID/FHI. Trata-se de um obstáculo administrativo importante para a gestão dos ARV na Nigéria.

v. Em termos de programação e administração do programa, o maior volume de fundos, numa base comparativa, flui para o programa VCT (FMoH, 2010). Em segundo lugar, a plataforma do programa VCT e o Responsável Técnico do VCT desempenham um papel de coordenação em relação a outras plataformas de programas e outros Responsáveis Técnicos de Programas. Isto é semelhante ao papel de coordenação global desempenhado por um ministério-chave em relação a outros ministérios. Isto implica, como se diz frequentemente, que o VCT é "crítico" para o sucesso de outras estratégias de intervenção (FMoH, 2003; FMoH, 2010). Mas a implicação inversa é que, se houver uma fuga de eficácia e eficiência na administração do programa de VCT, todas as outras intervenções serão afectadas negativamente. Em última análise, isto traduz-se num "fracasso" de todos os esforços de controlo do VIH/SIDA. Esta situação de viragem "crítica" é de grande interesse para os decisores e, por conseguinte, para os profissionais da administração pública, na linha da frente ou nos bastidores.

Algumas outras considerações indicarão que a Teoria da Porta de Entrada tem grandes perspectivas de aplicação rotineira como ferramenta de análise na Administração Pública. Por exemplo, atualmente:

i. O Unified Tertiary Matriculation Examination (UTME) é um processo de acesso ao ensino universitário na Nigéria.

ii. A filiação num partido político é um processo de "porta de entrada" para a adesão a cargos públicos electivos na Nigéria.

iii. Globalmente, o seminário sénior é uma instituição de "porta de entrada" para a obtenção do sacerdócio na Igreja Católica Romana.

É claro que se pode observar que a atual exigência de rastreio pós-UTME por parte das universidades nigerianas é, de facto, uma crítica à prerrogativa de "gating" anteriormente atribuída ao Joint Matriculation Examination ou ao UTME (Alum, 2011; Myschoolnewz.com, 2014). Do mesmo modo, a voz crescente a favor do sistema de partido zero ou da candidatura independente nas eleições é também uma crítica ao processo de "gating" constitucionalmente concedido aos partidos políticos para acederem a cargos políticos electivos na Nigéria (Nkwopara, 2007; RevLeft, 2014). No entanto, estas críticas apelam a uma investigação mais aprofundada nestes domínios para avaliar empiricamente o "valor de porta de entrada" das instâncias acima citadas e, talvez, desvendar estratégias para as melhorar.

Esta tese deu o seu próprio contributo ao iniciar um modesto esforço de adaptação da Teoria das Portas de Entrada para possível utilização como uma das ferramentas de análise de rotina no domínio da Administração Pública. Certamente, os esforços subsequentes de outros académicos continuarão a melhorar e a aperfeiçoar a aplicação da Teoria das Portas de Entrada na Administração Pública.

2.3 Hipóteses

Em conformidade com as questões de investigação anteriormente levantadas e com os objectivos previamente definidos, são formuladas três hipóteses para orientar uma exploração mais aprofundada:

(1) Existe uma relação significativa entre a frequência do fluxo de clientes nos centros de ATV e a população em risco do Estado de Anambra para estabelecer o ATV como porta de entrada eficaz para os serviços de prevenção e cuidados do VIH/SIDA no Estado de Anambra.

(2) Existe uma relação causal direta entre os serviços de aconselhamento oferecidos nos centros de ATV no Estado de Anambra e a vontade dos clientes de aceder aos testes para determinar o seu estado serológico em relação ao VIH.

(3) Os clientes seropositivos aconselhados nos centros de ATV no Estado de Anambra mudam significativamente as suas atitudes e comportamentos para não infectarem outras pessoas com o vírus.

2.4. Operacionalização dos conceitos-chave

Política/Política pública:

Todas as menções a "política" nesta tese referem-se invariavelmente a políticas públicas. Esta tese interpreta política como significando e incluindo posição, plano, abordagem ou ação do governo, agências governamentais e representantes oficiais.

Instrumentos de política:

Assim, a Constituição, as leis, os tratados, os memorandos de entendimento, os orçamentos, os planos evolutivos, os documentos de posição, as notas oficiais, os resumos oficiais, as ordens de execução, as diretrizes, os manuais, os regulamentos, as instruções, as circulares, etc., constituem instrumentos políticos.

Ambiente político:

Todas as interfaces com a política no sistema político, quer em sinergia quer em oposição, incluindo as instituições, os valores e os costumes, constituem o "ambiente político".

Aconselhamento sobre VIH/SIDA:

Uma interação entre o conselheiro para o VIH/SIDA e um cliente, para permitir que o cliente tome decisões informadas relativas ao seu bem-estar em relação ao VIH/SIDA. Essa interação deve cumprir as condições de confidencialidade, confiança mútua, igualdade e livre arbítrio. Qualquer outra interação que não cumpra estas condições pode qualificar-se como educação para a saúde ou sensibilização, mas não como aconselhamento sobre VIH/SIDA.

Aconselhamento e teste voluntário do VIH/SIDA (ATV):

Aconselhamento sobre VIH/SIDA iniciado pelo cliente. O cliente, após o aconselhamento, aceita voluntariamente fazer um teste de VIH para determinar o seu estado serológico. O teste é um teste "rápido", com resultado no mesmo dia, em conformidade com o protocolo de teste rápido do VIH prescrito pelo Ministério Federal da Saúde. O resultado do teste, que é "propriedade" do cliente, é mantido confidencial. Qualquer divulgação do resultado é prerrogativa do cliente, incluindo a divulgação ao cônjuge ou parceiro. Qualquer forma de teste obrigatório (seja para casamento, emprego, cirurgia, doação de sangue, etc.) não faz parte do ATV.

Centro VCT:

Um centro de ATV compreende a unidade (estruturas, pessoal, equipamento e logística) que recebe e atende exclusivamente os utentes do ATV, incluindo o laboratório que presta serviços de análises aos utentes do ATV. Não inclui os outros serviços e unidades da instituição de saúde (hospitais universitários, hospitais gerais, centros de cuidados de saúde primários, hospitais de missão/privados, etc.) em que a unidade de ATV está localizada.

CAPÍTULO 3
ÁREA DE ESTUDO E INVESTIGAÇÃO MÉTODO

3.1 A área de estudo

Estrutura geopolítica:

O Estado de Anambra, um dos cinco Estados da Zona Sudeste da Nigéria, foi criado em 1991 a partir do antigo Estado de Anambra, que incluía o Estado de Enugu e o novo Estado de Anambra. A partir do ponto cardeal norte, no sentido dos ponteiros do relógio, o Estado de Anambra faz fronteira com os seguintes Estados Kogi; Enugu; Abia; Imo; e Delta (ver anexo 1). O Estado de Anambra situa-se nas longitudes 6^0 e 8^0 Este, e nas latitudes 7^0 e 9^0 Norte (Fullard, 2005: 67, 71). O Estado de Anambra tem 21 Áreas Governamentais Locais (LGAs) enumeradas na Constituição de 1999 (ver anexo 2) com 177 comunidades. Estas comunidades, listadas em relação às suas LGAs correspondentes e às três Zonas Senatoriais do Estado, são apresentadas no anexo 3. A sede de cada LGA está indicada entre parêntesis. As seguintes LGAs têm como sede territórios neutros que não correspondem a uma fronteira comunitária específica e, por isso, não estão indicadas na lista acima, a saber Anambra East LGA (Otuocha); Aguata LGA (Aguata).

História e Demografia:

O nome 'Anambra' deriva do rio Anambra, que atravessa a paisagem das LGAs de Anambra Este e Anambra Oeste, e que se junta ao rio Níger como afluente. A propósito, o Estado de Anambra tem uma superfície relativamente pequena de 4 887 km2 (AN-SEEDS, 2007:10), mas tem uma população de 4 055 048 habitantes em 2006 (NPC, 2007). Com uma população tão elevada numa área relativamente pequena, o Estado tem uma densidade populacional de cerca de 830 pessoas/km2, o que lhe confere a segunda maior densidade populacional da Nigéria, atrás apenas do Estado de Lagos (ANSG, 2013, AN-SEEDS, 2007:8).

A população indígena do Estado de Anambra é de origem étnica 'Ibo', falando a língua Igbo, com apenas pequenas diferenças dialécticas entre os clãs que a compõem. Mais de 70% da população total do Estado professa o cristianismo (AN-SEEDS, 2007:9). O Estado é maioritariamente patriarcal, com formas complexas de governo comunitário, desde a cidade até à aldeia e níveis afins, envolvendo sindicatos da cidade, reuniões de aldeia, escalões etários, grupos de homens e mulheres.

Administração indígena:

Um sistema inovador de governo nas comunidades locais do Estado de Anambra é o que pode ser descrito como democracia parlamentar comunal. Por um lado, o governante tradicional principal (lgwe) e um gabinete de chefes formam um "Conselho Tradicional", que se encarrega dos assuntos culturais da comunidade e actua como um conselho de administração da comunidade. Por outro lado, o Presidente-Geral democraticamente eleito e o seu Comité Executivo exercem os poderes executivos do governo da União da Cidade, encarregando-se de todas as outras actividades de desenvolvimento, incluindo o fornecimento de infra-estruturas e segurança. Não há dúvida de que o sistema de Town Union tem sido um verdadeiro instrumento de mobilização de esforços de autoajuda e de transformação do desenvolvimento da comunidade no Estado de Anambra, não ficando atrás de nenhum outro Estado da Nigéria.

Actividades económicas:

A economia do Estado de Anambra assenta principalmente no comércio, na agricultura, na educação, na indústria e, muito recentemente, no petróleo bruto/petroquímica. O Estado de Anambra é responsável pelos mercados de Onitsha e Nnewi, que exercem a sua influência em toda a África Ocidental. O mesmo acontece com muitos outros mercados que pontilham a paisagem do Estado. Assim, cerca de 60% de toda a força de trabalho do Estado está envolvida no comércio a diferentes níveis (AN-SEEDS, 2007:11).

Intimamente relacionado com o efeito das actividades comerciais em grande escala está a rápida taxa de urbanização no Estado. Atualmente, mais de 62% da população do Estado é classificada como residente urbana (AN-SEEDS 2007:8). É claro que esta urbanização rápida trouxe consigo, inextricavelmente, o aparecimento de bairros de lata urbanos, não só em Onitsha e Nnewi, mas também noutras grandes cidades.

A agricultura, mesmo a agricultura de nível comercial, continua a ser a ocupação predominante nas zonas rurais, envolvendo mais de 70% de toda a população rural (AN-SEEDS, 2007:11). As actividades agrícolas são predominantes nas seguintes LGAs: Ayamelum, Anambra Leste, Anambra Oeste, Awka Norte, Ihiala, Ekwusigo, Oyi, Ogbaru, Orumba Norte e Orumba Sul. É digno de nota o facto de o famoso Igbariam Farm Settlement, desenvolvido durante a Primeira República pelo Governo da Região Oriental de Michael Okpara, se situar no Estado de Anambra e continuar a existir e a funcionar.

É inegável que o Estado de Anambra adaptou com sucesso a tecnologia para construir uma boa base industrial, mesmo para a manufatura. São conhecidos "centros de incubação tecnológica e zonas industriais, especialmente nos eixos de Onitsha, Nnewi e Awka. As áreas proeminentes de fabrico industrial incluem cervejeiras e bebidas (por exemplo, Sab Miller PLC); têxteis (por exemplo, General Cotton Mill (GCM); fundição de metais, arame e (cg Brollo); petróleo e lubrificantes (por exemplo, Tonimas); plásticos (por exemplo, Dozzy); produtos farmacêuticos e cosméticos (por exemplo, Juhel). Mais recentemente, a INNOSON Companies Limited parece ter aumentado o ritmo com a fábrica de montagem de veículos automóveis em Nnewi. Com a recente descoberta de petróleo bruto no Estado de Anambra, a Orient Petroleum PLC está vocacionada para a perfuração, refinação e fabrico de produtos petroquímicos.

Marcas de salão:

Na verdade, o Estado de Anambra pode afirmar com confiança que tem um lugar de destaque em muitos aspectos. As pessoas são muito receptivas e hospitaleiras para com os visitantes e investidores, o que reflecte o antigo slogan do Estado "Casa para Todos". O amor do povo pela educação e pelo esclarecimento levou ao aparecimento de indígenas de Anambra como pilares e campeões da Nigéria, incluindo Nnamdi Azikiwe, Odumegwu Ojukwu, Chinua Achebe, etc., reflectindo o atual slogan do Estado de "Luz da Nação". Atualmente, o Estado de Anambra é o Estado menos endividado e possui a melhor rede de estradas de todos os Estados da Nigéria.

Desafios actuais:

Em contrapartida, mas não inesperadamente, o Estado de Anambra é confrontado com alguns desafios. É confrontado com a pressão sobre o uso da terra que enfraquece o seu solo, predispondo o Estado para 500 locais de erosão de ravinas registados atualmente (AN-SEEDS, 2007:10). Em segundo lugar, o Estado tem sido desafiado por um aumento modesto da criminalidade, especialmente assaltos à mão armada e raptos. No entanto, a atual administração está a implementar empenhadamente estratégias para travar esta tendência negativa. Em terceiro lugar, o Estado de Anambra vê-se confrontado com um aumento acentuado da incidência e da prevalência do VIH/SIDA, cuja prevalência de 8,7% em 2010 é mais do dobro da prevalência média nacional de 4,1% (ANSACA, 2012:1).

3.2 Investigação Método

3.2.1 Conceção da investigação

Esta investigação adoptou o seguinte modelo:

- Levantamento documental descritivo das transacções dos centros VCT em termos de fluxo de clientes e de serviços prestados.
- Investigação-ação em que o investigador participou na realização de sessões de aconselhamento para gerar um número adequado de clientes seropositivos que foram utilizados como inquiridos para avaliar os comportamentos pós-aconselhamento das PVVS.
- Observação direta e avaliação com base em questionários de amostras de PVHIV para gerar dados primários sobre o seu padrão de comportamento pós-VCT.

3.2.2 População do estudo:

Uma vez que não existe imunidade inata nem vacina contra o VIH/SIDA, todas as pessoas são susceptíveis e correm o risco de contrair o VIH/SIDA. Por conseguinte, a população geral do Estado de Anambra constitui a população de referência para esta investigação. Assim, a população do censo de 2006 do Estado de Anambra (4.055.048) foi utilizada como população de base, projectada para os anos seguintes com uma taxa de crescimento anual da população de 2,9%.

Foram estudados todos os 117 centros de ATV existentes no Estado de Anambra, pela razão óbvia de preservar a fiabilidade e a validade do estudo. Caso contrário, a distribuição desigual dos centros de ATV entre as LGAs, os caprichos da prestação de serviços em cada centro de ATV, entre outras razões, imporiam disparidades significativas entre as áreas governamentais locais. Para "anular essa disparidade entre as LGA, a dimensão de 100% da amostra de centros de ATV tornou-se uma razão indispensável.

3.2.3 Dimensão da amostra:

Cento e cinquenta (150) clientes seropositivos foram utilizados para a avaliação do comportamento das PVVS após o aconselhamento.

Em todos os inquéritos nacionais mencionados anteriormente, foram selecionadas amostras de trezentos (300) em cada hospital geral. Este número está em conformidade com a dimensão da amostra recomendada pela OMS. Considerando que um tamanho de amostra de 300 por local é considerado adequado para inquéritos nacionais oficiais realizados pelo Ministério Federal da Saúde em parceria com organizações locais e internacionais, então 10% desse tamanho de amostra, ou seja, 30, é considerado adequado para a investigação privada de doutoramento. Em segundo lugar, o âmbito de generalização dos referidos inquéritos nacionais é toda a Nigéria, ao passo que, neste estudo de doutoramento, é apenas a nível estadual. Estas duas considerações constituem a justificação para a adoção de 30 amostras de PVCHS por local como inquiridos do questionário neste estudo.

3.2.4 Técnica de amostragem:

Os cinco Hospitais Gerais selecionados para o aconselhamento no âmbito da investigação-ação reproduzem rigorosamente os cinco Hospitais Gerais utilizados como locais sentinela no Estado de Anambra nos anteriores Inquéritos Nacionais de Seroprevalência do VIH de 2003, 2005, 2008 e 2010, todos realizados pelo Ministério Federal da Saúde e outros parceiros. Das 150 PVCHS avaliadas quanto ao comportamento pós-consulta, 30 foram, em igualdade de circunstâncias, selecionadas de cada Hospital Geral. Cada conjunto de 30 PVCHS de cada Hospital Geral foram as primeiras 30 de clientes seropositivos que consentiram em responder ao questionário de avaliação.

3.2.5 Fontes e métodos de recolha de dados

Os dados secundários do fluxo de clientes de todos os 117 centros de ATV no Estado de Anambra para os anos em estudo foram obtidos da Agência de Controlo da SIDA do Estado de Anambra (ANSACA), que reúne relatórios de todos os centros de ATV. Os referidos relatórios foram considerados como um relatório de síntese anual integrado que reflecte uma gama de indicadores de ATV, desde os clientes aconselhados aos clientes testados, bem como o resultado do estado serológico do VIH.

Os dados primários sobre o comportamento pós-aconselhamento de 150 PVVS da amostra foram obtidos através de questionários administrados aos PVVS da amostra. A amostra do questionário é apresentada no Anexo 4. Enquanto o apêndice 4 recolheu as respostas de cada uma das 150 PVVS da amostra, as respostas integradas das referidas 150 PVVS da amostra foram reunidas numa tabela resumida, como se mostra no apêndice 5.

3.2.6 Validade e fiabilidade dos instrumentos

Para garantir a validade dos dados relativos ao aconselhamento e à despistagem, foram excluídas todas as entradas tangenciais no relatório final de síntese do aconselhamento/testagem (como os casos de emergência de acidentes testados para o VIH antes do tratamento), uma vez que existe uma coluna para a entrada desses casos de emergência. Assim, os dados de entrada finais utilizados nesta tese captaram o fluxo de clientes desde a fase de pré-aconselhamento, passando pelo teste de VIH, até ao aconselhamento pós-teste.

A validade do instrumento do questionário foi assegurada pela limitação da sua área de perguntas a apenas três questões mais estratégicas do comportamento pós-teste que influenciam a transmissão do VIH, a saber

- revelação do estatuto de seropositivo ao cônjuge, se casado, ou ao parceiro, se solteiro;
- Abstinência sexual ou uso correto e consistente de preservativos durante as relações sexuais;
- Respeito estrito da propriedade pessoal e da utilização pessoal de utensílios de sangria (tais como máquina de barbear, pau de barbear e escova de cabelo).

A fiabilidade do instrumento de questionário foi reforçada pela limitação das respostas possíveis às opções "sim" ou "não". Assim, a subjetividade, tanto para o inquirido como para o investigador, e a carga de valores para o investigador, são reduzidas ao mínimo indispensável.

Entre as muitas deficiências da utilização de questionários (Obasi, 1999:154) está a incapacidade de filtrar respostas verdadeiras, especialmente em questões em que as considerações morais podem levar os inquiridos a preferir mais do que as realidades. Esta falha aplica-se às possíveis respostas das PVVS ao questionário sobre atitudes e comportamentos relacionados com as questões do VIH/SIDA. Isto, evidentemente, comprometerá a validade e a fiabilidade do instrumento, porque o que compromete a fiabilidade compromete a validade, e necessariamente vice-versa (Black e Champion 1976 citados em Obasi, 1999:129). Para ultrapassar esta lacuna, a administração do questionário neste estudo foi adaptada a uma entrevista com um informador-chave. Assim, as respostas ao questionário foram obtidas através de uma interação individual entre o investigador e o respondente PVVS, simulando de perto uma sessão de aconselhamento de acompanhamento.

3.2.7 Método de apresentação e análise dos dados

Os dados obtidos foram apresentados na seguinte forma e ordem:

i. Uma lista completa com o nome e a localização de todos os centros de ATV no Estado de Anambra.

ii. Cinco (5) quadros com um resumo do fluxo de clientes e dos serviços prestados em todos os centros de ATV durante, pelo menos, 5 anos. Os quadros apresentam os valores correspondentes às seguintes colunas-entradas relevantes para cada um dos cinco anos, a saber

- Nº total de aconselhados (pré-teste)
- N.º total de ensaios
- Número total de testes positivos
- N.º total de testes negativos
- Nº total de aconselhados (pós-teste)
- N.º total Encaminhado para outros serviços de VIH/SIDA.
- Nº total de encaminhados para o VCT a partir de outros programas/serviços

iii. Uma tabela que mostra um resumo das atitudes e comportamentos pós-VCT das 150 PVCHS da amostra a quem foram administrados questionários. As respostas de cada uma das 150 PLWTIAs da amostra foram apresentadas em 3 colunas com o número de série de cada inquirido, cada coluna indicando uma das 3 perguntas do questionário. O total de respostas "sim" e "não" para cada uma das três perguntas foi subsequentemente somado como total, como mostra o apêndice 5.

Os dados apresentados foram analisados com base nas três hipóteses delineadas no capítulo 2.3 acima, por esta ordem. Relativamente à hipótese I, as análises incidiram sobre as seguintes questões, pela ordem a seguir especificada:

i. Estabeleceu-se o número total de clientes aconselhados para cada um dos 5 anos em estudo. Este valor foi designado como **valor observado** para cada um dos 5 anos (O^1 a O^5).

ii. Determinou um valor de referência racional do número de pessoas que se espera que frequentem uma sessão de aconselhamento no Estado em cada um dos 5 anos. Este foi o valor esperado para cada ano, designado por e^1 a e^5 .

iii. Submeter os valores observados ((O^1 a O^5) e os valores esperados ((e^1 a e^5) ao teste de significância do Qui-Quadrado para determinar se a diferença entre os dois valores é ou não estatisticamente significativa.

iv. A partir do resultado do teste de significância realizado acima, foi possível inferir se o fluxo de clientes nos centros de ATV no Estado de Anambra confirma ou não que esses centros são "portas de entrada" eficazes e eficientes para os serviços de prevenção e controlo do VIH/SIDA no Estado.

Relativamente à hipótese 2, as análises incidiram sobre as seguintes questões, pela ordem a seguir especificada:

i. Estabeleceu o número total de clientes aconselhados que fizeram o teste do VIH.

ii. Determinou o número total de utentes que se recusaram a fazer o teste do VIH e verificou a sua magnitude relativa (taxa de incumprimento).

iii. Determinou se a taxa de incumprimento acima apurada é ou não estatisticamente significativa.

iv. A partir do resultado do teste de significância acima, inferiu-se se o aconselhamento tem ou não uma relação causal direta com o teste de VIH.

No que respeita à hipótese 3, as análises incidiram sobre as seguintes questões, pela ordem que se segue:

i. Estabeleceu o total de respostas válidas "sim" e "não" dos 150 inquiridos-PLWHAs para cada uma das três áreas de perguntas. Estes seis valores foram designados por valores observados (O^1 a O^6).

ii. Estabeleceu uma referência racional para os valores previstos/esperados, designados por e^1 a e . ^{5}

iii. Determinado através do Teste de Significância do Qui-Quadrado (X^2), se a diferença entre os valores totais observados e os valores totais esperados é ou não estatisticamente significativa.

iv. A partir do resultado do teste de significância feito acima, inferiu-se se o aconselhamento pré-teste, o teste e o aconselhamento pós-teste, em conjunto, exerceram ou não um impacto na mudança positiva de atitudes e comportamentos das PVVS para não infectarem outras pessoas com o VIH.

Relação serial das três hipóteses:

É interessante notar que existe uma relação especial entre as 3 hipóteses quando consideradas numa única relação de série, ou seja

- Considera-se que a Teoria da Porta de Entrada do VCT foi validada se
  - As três hipóteses são bem sucedidas.
- A Teoria da Porta de Entrada do VCT é considerada inconclusiva se:
  - A hipótese I é bem-sucedida, mas uma ou ambas as hipóteses 2 e 3 tendem para a alternativa (falham).
- Considera-se que a teoria da porta de entrada do VCT foi invalidada se:
  - A hipótese l, em primeiro lugar, falha, independentemente dos resultados das hipóteses 2 e 3.

Isto deve-se ao facto de a questão abordada na hipótese 1 ser a subestrutura sobre a qual as questões das hipóteses 2 e 3, enquanto superestruturas, derivam o seu valor. Se a subestrutura falhar, então as superestruturas também falham necessariamente.

CAPÍTULO 4

APRESENTAÇÃO DOS DADOS, ANÁLISE E CONCLUSÕES

4.1 Apresentação de dados

Dado que o tema central deste estudo é a política de VCT e, por extensão, os serviços de VCT, é necessário identificar e confirmar o número e a localização de todos os centros de VCT no Estado de Anambra que prestam serviços e que apresentam relatórios a partir dos quais foram recolhidos os dados para este estudo. Um resumo dos centros de ATV em cada LGA é apresentado no Quadro 5, enquanto a lista detalhada dos nomes e localizações desses centros é apresentada no Anexo 15. Os serviços prestados pelos centros de ATV para os anos em estudo (2006 - 2012) são apresentados em tabelas resumidas (Tabelas 6 - 11) numa base anual, por ordem ascendente. O resumo das respostas das 150 PVCHS que responderam ao questionário é apresentado na Tabela 12, enquanto a lista detalhada de todas as respostas é apresentada no Anexo II. A lista de todos os grupos de pares de PVVS no Estado de Anambra é apresentada na Tabela 13.

Tabela 5: Resumo das instalações de saúde no Estado de Anambra que prestam serviços de ATV e outros serviços de VIH/SIDA por LGA.

S/No	LGA	Situação urbana/rural	N.º de estabelecimentos de saúde que prestam serviços de ATV	N.º de estabelecimentos de saúde que prestam serviços de PTV	N.º de estabelecimentos de saúde que prestam serviços de TARV
1.	Aguata	Semi-urbano	7	1	1
2.	Anambra Leste	Rural	5	0	0
3.	Anambra Ocidental	Rural	3	1	1
4.	Anaocha	Semi-urbano	9	7	2
5.	Awka Norte	Rural	4	0	0
6.	Awka Sul	Urbano	10	7	1
7.	Ayamelum	Rural	3	0	0
8.	Dunukofia	Semi-urbano	5	1	1
9.	Ekwusigo	Rural	8	5	0
10.	Idemili Norte	Urbano	9	7	1
11.	Idemili Sul	Semi-urbano	6	1	1
12.	Ihiala	Semi-urbano	4	1	1
13.	Njikoka	Semi-urbano	6	1	0
14.	Nnewi Norte	Urbano	6	2	1
15.	Nnewi Sul	Rural	4	0	0

16.	Ogbaru	Semi-urbano	9	5	0
17.	Onitsha Norte	Urbano	6	4	4
18.	Onitsha Sul	Urbano	2	1	0
19.	Orumba Norte	Rural	4	1	0
20.	Orumba Sul	Rural	3	0	0
21.	Oyi	Rural	6	1	1
	Total		**117**	**45**	**14**

Fonte: Resumido do Diretório de Instalações que Prestam Serviços de VIH no Estado de Anambra SIDA. Agência de Controlo da SIDA do Estado de Anambra (ANSACA).
NB: (VCT = Aconselhamento e Teste Voluntário; PMTCT = Prevenção da Transmissão Vertical; ART = Terapia Antirretroviral).

Quadro 6: Resumo dos serviços relacionados com o ATV no Estado de Anambra (2006)

S/Não	Natureza do serviço/transação	Masculino	Feminino	Total
1.	Número de clientes aconselhados antes do teste	22,616	44,833	67,449
2.	Número de clientes testados para o VIH	22,393	40,240	62,633
3.	Número de clientes que receberam os seus resultados	22,166	38,981	61,147
4.	Número de clientes aconselhados após o teste	22,125	38,906	61,031
5.	Número de clientes com teste positivo	3,286	5,957	9,243
6.	Número de clientes com teste negativo	18,986	33,464	52,450
7.	Número de clientes encaminhados para serviços de cuidados e apoio	2,168	3,914	6,082
8.	Número de auto-referências para aconselhamento e despistagem	13,727	24,631	38,358
9.	Número de consultas médicas para aconselhamento e despistagem	5,476	12,516	17,992

Fonte: Relatório de síntese do NNRIMS (Ano 2006) Anambra. Sistema de Gestão de Informação de Resposta Nacional da Nigéria. Comité Nacional de Ação contra a SIDA (NACA).

Quadro 7: Resumo dos serviços relacionados com o ATV no Estado de Anambra (2007)

S/não	Natureza do serviço/transação	Masculino	Feminino	Total
1.	Número de clientes aconselhados antes do teste	18,680	36,174	54,854
2.	Número de clientes testados para o VIH	18,450	31,670	50,120
3.	Número de clientes que receberam os seus resultados	18,005	30,892	48,897
4.	Número de clientes aconselhados após o teste	17,972	30,869	48,841
5.	Número de clientes com teste positivo	2,093	4,080	6,173
6.	Número de clientes com teste negativo	16,260	27,385	43,645

7.	Número de clientes encaminhados para serviços de cuidados e apoio	1,699	3,416	5,115
8.	Número de auto-referências para aconselhamento e despistagem	8,234	14,502	22,736
9.	Número de consultas médicas para aconselhamento e despistagem	4,287	9,109	13,396

Fonte: Relatório de síntese do NNRIMS (Ano 2007) Anambra. Sistema Nacional de Gestão da Informação de Resposta da Nigéria (NNRIMS). O Comité Nacional de Ação contra a SIDA (NACA).

Quadro 8: Resumo dos serviços relacionados com o ATV no Estado de Anambra (2009)

S/não	Natureza do serviço/transação	Masculino	Feminino	Total
1.	N.º de clientes aconselhados antes do teste	45,160	62,762	107,922
2.	N.º de clientes testados para o VIH	55,565	75,312	130,873
3.	N.º de clientes que receberam os seus resultados	65,645	75,873	131,556
4.	N.º de clientes aconselhados no pós-teste	45,408	61,896	107,304
5.	N.º de clientes com teste positivo	3,592	7,332	10,554
6.	N.º de clientes com teste negativo	49,519	66,800	114,641
7.	N.º de clientes encaminhados para serviços de cuidados e apoio	6,138	10,338	16,476
8.	N.º de auto-referências para aconselhamento e despistagem	13,658	18,869	32,527
9.	N.º de consultas médicas para aconselhamento e despistagem	293	998	1291

Fonte: Agência de Controlo da SIDA do Estado de Anambra (ANSACA).

Quadro 9: Resumo dos serviços relacionados com o ATV no Estado de Anambra (2010)

S/não	**Natureza do serviço/transação**	**Masculino**	**Feminino**	**Total**
1.	N.º de clientes aconselhados antes do teste	43,161	58,628	101,789
2.	N.º de clientes aconselhados e testados para o VIH	42,945	58,182	101,127
3.	N.º de clientes aconselhados no pós-teste	42,977	57,953	100,930
4.	N.º de clientes pós-teste aconselhados e que receberam o resultado	43,209	58,042	101,251
5.	N.º de clientes com teste de VIH positivo	3,012	5,815	8,827
6.	N.º de clientes com teste negativo ao VIH	43,584	54,984	98,564
7.	N.º de clientes encaminhados para outros serviços de cuidados e apoio ao VIH/SIDA	5,042	9,551	14,593
8.	N.º de utentes encaminhados clinicamente para o ATV a partir de outros serviços	1,452	3,970	5,422
9.	N.º de clientes auto-referidos	17,016	22,322	39,338

Fonte: Agência de Controlo da SIDA do Estado de Anambra (ANSACA).

Quadro 10: Resumo dos serviços relacionados com o ATV no Estado de Anambra (2011)

S/não	Natureza do serviço/transação	Masculino	Feminino	Total
1.	N.º de clientes aconselhados antes do teste	32013	51,292	83,305
2.	N.º de clientes aconselhados e testados para o VIH	31,955	51012	82,967
3.	N.º de clientes aconselhados no pós-teste	31,969	50,989	82,958
4.	N.º de clientes pós-teste aconselhados e que receberam o resultado	31,962	50,841	82,803
5.	N.º de clientes que testaram positivo para o VIH	2,615	5,170	7,785
6.	N.º de clientes com teste negativo ao VIH	30,389	46,470	76,859
7.	N.º de clientes encaminhados para outros serviços de cuidados e apoio	3,023	5,270	8,293
8.	N.º de utentes encaminhados para o ATV	974	1500	2474
9.	N.º de clientes auto-referidos	7126	10,845	17,971

Fonte: Agência de Controlo da SIDA do Estado de Anambra (ANSACA).

Quadro 11: Resumo dos serviços relacionados com o ATV no Estado de Anambra (2012)

S/não	Natureza do serviço/transação	Masculino	Feminino	Total
1.	N.º de clientes aconselhados antes do teste	Não disponível	Não disponível	Não disponível
2.	N.º de clientes aconselhados e testados para o VIH	"	"	"
3.	N.º de clientes aconselhados no pós-teste	"	"	"
4.	N.º de clientes pós-teste aconselhados e que receberam o resultado	42,522	50,692	93,214
5.	N.º de clientes com teste positivo	2,424	4,309	6,733
6.	N.º de clientes com teste negativo	39,817	46,636	86,417
7.	N.º de casais aconselhados, testados e que receberam resultados	Não disponível	Não disponível	2,660
8.	N.º de casais com resultados discordantes no teste do VIH	"	"	116
9.	N.º de clientes de IST com teste de VIH positivo (93) e negativo (38)	"	"	131
10.	N.º de doentes com TB que testaram o VIH positivo (1482) e negativo (79)	"	"	1,561
11.	N.º de visitas externas de controlo no local efectuadas pelo governo	Não aplicável	Não aplicável	79
12.	N.º de visitas externas de controlo no local efectuadas pelo Assistente Técnico, Aconselhamento	"	"	283
13.	N.º de conselheiros dos estabelecimentos que receberam formação sobre o ATV	"	"	103

14.	N.º de conselheiros dos estabelecimentos que receberam formação sobre o ATV	"	"	64
15.	N.º de conselheiros formados que prestam serviços de ATV	"	"	633

Fonte: Agência de Controlo da SIDA do Estado de Anambra (ANSACA).

N.B:

- Não existem dados disponíveis para o ano de 2008 no seu conjunto, devido a revisões operacionais e à reestruturação da ANSACA.
- Existe uma ligeira variação no formato/entradas dos relatórios entre os anos 2006/2007; 2009-2011; e 2012. Estas pequenas variações justificaram a apresentação dos dados separadamente para cada ano.
- Relativamente ao ano de 2012, em particular, foram encontrados dados vazios/não preenchidos para muitas cabeças de entrada.
- Algumas incongruências são encontradas em alguns números de dados que "não correspondem" aos números contidos em entradas relacionadas ou "adjuntas", especialmente a partir de 2009. Os funcionários da ANSACA explicaram que estas "incompatibilidades" resultaram de alterações nas diretivas políticas que flexibilizaram certas vias até então rígidas. Por exemplo, uma diretiva circular emitida em 2009 permitiu que certas categorias de casos de emergência (como as vítimas de acidentes graves) fossem testadas sem aconselhamento. Assim, estes casos especiais podem dar origem a um desfasamento inesperado entre os valores de entrada: para os que são aconselhados e para os que são testados.
- As entradas de dados suplementares, para além das especificações descritas na secção 3.2.5 (a, ii), contidas no ano de 2012, foram consideradas entradas relevantes para análises e discussões subsequentes.

Tabela 12: Resumo das respostas de 150 PVCHS da amostra ao questionário sobre atitudes e comportamentos pós-VCT.

Revelação do estatuto de seropositivo ao cônjuge ou parceiro		Abstinência sexual ou uso correto e consistente do preservativo		Utilização personalizada de utensílios de sangria	
Sim	Não	Sim	Não	Sim	Não
140	10	136	14	129	21

Fonte: coligido pelo investigador a partir do questionário administrado aos inquiridos-PLWHAs.

Os pormenores específicos das respostas dos 150 inquiridos - PVVS - são apresentados em forma de lista de controlo no apêndice 11.

Quadro 13: Lista de grupos de apoio que constituem a rede de PVVS no Estado de Anambra.

S/ Nº	Grupo de apoio	Endereço do grupo de apoio	Cidade	LGA	Nome/número de telefone do coordenador
1.	Organização Viver Melhor	Igreja Católica de Santa Teresa Uli	Uli	Ihiala	Suprimido para preservar a confidencialidade
2.	Organização Life Care	Escola Primária St. Mary Osumoghu	Osumoghu	Ihiala	"
3.	Grupo de Apoio Odimmanyi	Okpuno	Awka	Awka Sul	"

4.	Organização Save The World (SAWOR)	25 Awka Rd. Ao lado de Mandilas Motors	Onitsha	Onitsha Norte	
5.	Fundação Viver de Novo	Hospital Universitário Nnamdi Azikiwe Oba	Oba	Idemili Sul	
6.	Organização da Vida e da Existência	Igreja Católica de Santa Teresa	Uzoakwa	Ihiala	
7.	Fundação primavera da Esperança	Hospital Geral de Ukpor	Ukpor	Nnewi Sul	
8.	Grupo de apoio Anyi Ga Adi	Adazi-Nnukwu	Adazi-Nnukwu	Anaocha	
9.	Grupo de Apoio Chetanwanegi	Hospital Universitário Nnamdi Azikiwe, Ukpo	Ukpo	Dunukofia	
10.	Organização Esperança Restaurada	Hospital do Coração Imaculado	Nkpor	Idemili Norte	
11.	Aliança Formativa contra a SIDA	26 Ziks Avenue Fegge	Onitsha	Onitsha Sul	
12.	Organização Hope Alive	Hospital Nossa Senhora de Lourdes	Ihiala	Ihiala	
13.	Organização Life Trust	Joint Hospital Hall Ugwuorie	Ozubulu	Ekwusigo	
14.	Organização Health Link	4 Oko Road Ekwulobia	Ekwulobia	Aguata	
15.	Organização Hope Givers	39 Regina Ceali Road, Awka	Awka	Awka Sul	
16.	Ajudar a Organização Viva	Hospital Universitário Nnamdi Azikiwe Nnewi	Nnewi	Nnewi Norte	
17.	Organização de Soluções de Saúde	5 Unaka Lane	Okpoko	Ogbaru	
18.	Fundação Stay Healthy	CHC NAUTH	Umunya	Oyi	
19.	Fundação Ifeadigo	P.H.C. Nibo	Nibo	Awka Sul	
20.	Grupo de Apoio ao Seguro de Vida	Hospital Geral de Okija	Okija	Ihiala	
21.	Grupo de Apoio Onyeaghana Nwanneya	Hospital Comunitário de Nkpologwu	Nkpologwu	Aguata	
22.	Cuidados divinos para a saúde	DCC Nnewi	Nnewi	Nnewi Norte	
23.	Grupo de apoio aos vencedores	NAUTH Abagana	Abagana	Njikoka	
24.	Organização de Restauração Divina	Lado da água Onitsha	Onitsha	Onitsha Norte	
25.	Fundação Ezinwanne	No.3 Nwabu Str. Awka	Awka	Awka Sul	

26.	Organização God Cares	Hospital Borromeo Obosi	Obosi	Idemili Norte	
27.	Organização Agape Trust	Hospital Iyienu Ogidi	Ogidi	Idemili Norte	
28.	Organização Life Link	São José Ebenebe	Ebenebe	Awka Norte	
29.	Organização do Stepping to Life	Hospital Geral. Enugu-Ukwu	Enugu-Ukwu	Njikoka	
30.	Grupo de Apoio aos Favoritos	NAUTH Neni	Neni	Anaocha	
31.	Grupo de Apoio Unity	Centro de Saúde Primário, Umunze	Umunze	Orumba Sul	
32.	Apoio Anyi Bu Ofu	Igreja do Coração Imaculado Umudioka	Umudioka	Dunukofia	
33.	Fundação Hope Rising	Hospital Geral de Mgbakwu	Mgbakwu	Awka Norte	
34.	Organização Árvore da Vida	PHC Umuokpu	Awka	Awka Sul	
35.	Grupo de apoio Light the Nation	Clínica St. Faith Awka	Awka	Awka Sul	
36.	Associação Igwe di Mma	Hospital Regina Ceali	Awka	Awka Sul	

Fonte: Agência Estatal de Controlo da SIDA de Anambra (ANSACA)

4.2 Análise de dados e conclusões

Tal como indicado anteriormente na secção 3.2.5(b), os dados disponíveis serão analisados com base em cada uma das três hipóteses (1-3), por esta ordem. Assim, para a hipótese 1, a análise centrar-se-á em determinar se o número de utentes aconselhados nos centros de ATV é ou não significativo em comparação com a população de utentes do Estado de Anambra.

4.2.1 Análise e conclusões sobre a hipótese 1

Hipótese 1:

Existe uma relação significativa entre a frequência do fluxo de clientes nos centros de ATV e a população em risco do Estado de Anambra, de modo a estabelecer os centros de ATV como portas de entrada eficazes para os serviços de prevenção e cuidados do VIH/SIDA no Estado de Anambra.

Se, a partir dos quadros 6 a 11, pegarmos no número total de clientes aconselhados em cada ano e o compararmos com a população do Estado de Anambra para esse ano (projectada a uma taxa de crescimento anual de 2,9%, AN-

SEEDS 2007: 11); relacionar a clientela atendida como percentagem da população do Estado; e depois calcular a média para cada parâmetro, obtêm-se os seguintes factos, a saber

Ano	N.º de Clientes Aconselhados	População do Estado	Clientes aconselhados como percentagem da população do Estado
2006	67,449	4.055.048 (população do censo de 2006)	1.66%
2007	54,854	4,172,644	1.31%
2009	107,922	4,418,166	2.44%
2010	101,789	4,546,293	2.24%
2011	83,305	4,678,135	1.78%
2012	Não especificado	4.813.800 (não considerado)	
Média	83,064	4,374,057	1.89%

A análise acima indica que, num período de cinco anos (2006 - 2011, excluindo 2008), foram aconselhados, em média, 83 064 clientes no Estado de Anambra, com uma população média de 4 374 057 habitantes, o que resulta numa cobertura de serviços de 1,89%. Este nível de cobertura dos serviços é aparentemente baixo e, aparentemente, inadequado. A cobertura de serviços/fluxo de clientes acima descrita presta-se a uma análise mais aprofundada através da avaliação do seu significado estatístico. Para o efeito, é necessário estabelecer um pressuposto racional, ou seja, um valor de referência. Ou seja, mesmo que seja impraticável para toda a população do Estado de Anambra frequentar um centro de ATV em cada ano, é racional assumir que: **é necessário frequentar um centro de ATV para aconselhamento e teste pelo menos uma vez em cada 3 anos, considerando a suscetibilidade da população em geral ao VIH/SIDA.**

Invariavelmente, isto significa que se espera que cerca de um terço da população do Estado de Anambra compareça todos os anos num centro de ATV para a prestação de serviços. Se reduzirmos esta taxa de comparência anual esperada para 33%, podemos testar a significância estatística da diferença entre o número real de utentes aconselhados (valor observado) e a taxa de comparência esperada de 33% da população do ano, aplicando o teste de significância do Qui-quadrado: $X^2 = E (fo - fe)^2 /fe$, onde fo = valor observado; fe= valor esperado, a saber

Ano	N.º de clientes aconselhados / valor observado (fo)	Presença esperada /valor = 33% da população do Estado (fe)	Diferença (fo - fe)	$(fo - fe)^2$	$(fo - fe) /fe^2$
2006	67,449	1,338,165	-1,270,716	16.14719153	1,206,666.71
2007	54,854	1,376,973	-1,322,119	1.747998650	1269,450.20
2009	107,922	1,457,995	-1,350,073	1.822697105	1250.139.47

2010	101,789	1,500,277	-1,398,488	1,955768686	1303605.06
2011	83,305	1,543,785	-1,460,480	2,133,100183	1381,670.26
					6411531.70 = X^2

Da análise supra, X^2 calculado é 6411531.70, enquanto X^2 dado @ df4 ($p<.05$) é 9.49. Por conseguinte, o X^2 calculado é superior ao X^2 indicado na tabela. Por conseguinte, rejeitamos a hipótese nula em conformidade com a regra de decisão (ver Hipótese I supra). Por conseguinte, **não existe uma relação significativa entre a frequência do fluxo de clientes nos centros de ATV e a população em risco do Estado de Anambra, o que indica que os centros de ATV não são portas de entrada eficazes para os serviços de prevenção e cuidados do VIH/SIDA no Estado.** Isto significa que o número total de utentes aconselhados em todos os 117 centros de ATV do Estado é insignificante em comparação com o fluxo de utentes esperado para cada ano. Isto significa também que, no que diz respeito ao parâmetro do fluxo de utentes, o aconselhamento e teste voluntários (ATV) não é uma porta de entrada eficaz para a prevenção e o controlo do VIH/SIDA no Estado de Anambra,

4.2.2 Análise e conclusões sobre a hipótese 2

Hipótese 2

Existe uma relação causal direta entre o aconselhamento oferecido nos centros de ATV no Estado de Anambra e a vontade dos clientes de aceder aos testes para verificar o seu estado serológico em relação ao VIH.

No que diz respeito à hipótese 2, uma análise necessária consiste em avaliar o número de pessoas que aderem ao teste do VIH em relação ao número total de pessoas aconselhadas. Nesse sentido, surge a seguinte relação:

Ano	N.º de aconselhamento pré-teste	N.º de testes de VIH	% de conformidade dos ensaios
2006	67,449	62,633	93.86 %
2007	54,854	50,120	91.37 %
2010	101,789	101,127	99.34 %
2011	83,305	82,967	99.59 %
Total	307,397	296,847	
Média	76,849	74,212	96.57 %

A relação acima implica que, nos quatro anos examinados, foram aconselhados, em média, 76 849 clientes por ano, dos quais uma média de 74 212 fizeram o teste do VIH, o que corresponde a uma taxa média de cumprimento do teste de 96,57% e, portanto, a uma taxa de incumprimento do teste de 3,43%.

Para uma análise estatística mais aprofundada, o número de testes de VIH seria o valor observado, enquanto que 100% do número de aconselhamento pré-teste seria o valor esperado de testes, ou seja

Ano	valor observado (fo)	Valor esperado (fe)	(fo-fe)	$(fo-fe)^2$	$(fo-fe)/fe^2$
2006	62,633	67,449	-4816	23,193,856	343.87
2007	50,120	54,854	-4734	22,410,756	408.55
2010	101,127	101,789	-662	438,244	4.31
2011	82,967	83,305	-338	114,244	1.37
					$758.10 = X^2$

df = (4-1) (2-1) = 3

A tabela X^2 dada @ df 3, P< 05 é 7,81. Uma vez que o X^2 calculado é superior ao valor X^2 da tabela apresentada, rejeitamos a hipótese nula acima. Por conseguinte, **não existe uma relação causal direta entre o aconselhamento prestado nos centros de ATV do Estado de Anambra e a vontade dos clientes de fazer o teste do VIH para determinar o seu estado serológico.**

4.2.3 Análise e conclusões sobre a hipótese 3

Hipótese 3

Os clientes seropositivos aconselhados em centros de ATV no Estado de Anambra mudam significativamente as suas atitudes e comportamentos para não infectarem outras pessoas com o vírus.

Para a hipótese 3, que aborda o comportamento pós-aconselhamento dos respondentes-AVCP para evitar infetar outras pessoas com VIH, obtiveram-se os seguintes resultados

- Dos 150 inquiridos, 140 (93,33%) revelaram o seu estado seropositivo aos seus cônjuges/parceiros, enquanto 10 (6,66%) não o fizeram.
- 136 (90,66%) inquiridos abstiveram-se de sexo ou adoptaram o uso correto e consistente de preservativos, enquanto 14 (9,40%) não o fizeram.
- 129 (86%) inquiridos adoptaram a utilização personalizada de utensílios de sangria, enquanto 21 (14%) não o fizeram.

Por conseguinte, em média, 135 inquiridos obtiveram pontuações positivas nas três áreas de perguntas, enquanto 15 inquiridos obtiveram pontuações negativas nas três áreas de perguntas, no seu conjunto.

Tomando todos os vários totais da Tabela 12 como valores observados para cada coluna, o valor esperado para cada coluna será obtido descontando a margem de variação universal de 5% [5% de 150 inquiridos = 7,5] da coluna de respostas "Sim" e, em seguida, a mesma margem de variação de 5% [ou seja, 7,5] como a resposta mínima possível esperada para as colunas "Não". Por conseguinte, a análise adicional do qui-quadrado reflectirá o seguinte:

	Q1	Q1	Q2	Q2	Q3	Q3	
	Sim	Não	Sim	Não	Sim	Não	
Valor observado (fo)	140	10	136	14	129	21	
Valor esperado (fe)	142.5	7.5	142.5	7.5	142.5	7.5	

(fo-fe)	-2.5	2.5	-6.5	6.5	-13.5	13.5	
(fo-fe)2	6.25	6.25	42.25	42.25	182.25	182.25	
$\frac{(fo-fe)^2}{fe}$	0.04	0.83	0.29	5.63	1.27	24.3	32.36 = X^2

df = (6-1) (2-1) = 5

Uma vez que o X^2 calculado (32,36) é superior ao X^2 Valor da tabela dado (11,07), pela "decisão

rejeitamos a hipótese nula acima. Por conseguinte, **os clientes seropositivos aconselhados nos centros de ATV não alteram significativamente as suas atitudes e comportamentos para não infectarem outras pessoas com o vírus.**

CAPÍTULO 5

DISCUSSÃO

5.1 Discussão dos resultados relativos à hipótese 1

Hipótese l: *Existe uma relação significativa entre a frequência do fluxo de clientes nos centros de ATV e a população em risco do Estado de Anambra, de modo a estabelecer os centros de ATV como portas de entrada eficazes para os serviços de prevenção e cuidados do VIH/SIDA no Estado de Anambra.*

Conclusões: *Não existe uma relação significativa (X^2 calculado = 6411531.7; X^2 dado @ df4, p<.05 = 9.49) entre a frequência do fluxo de clientes nos centros de ATV e a população em risco do Estado de Anambra, o que indica que os centros de ATV não são portas de entrada eficazes para os serviços de prevenção e cuidados do VIH/SIDA no Estado de Anambra.*

As conclusões relativas à hipótese 1, de que os centros de ATV no Estado de Anambra não são portas de entrada eficazes para os serviços de prevenção e cuidados do VIH/SIDA, estão em sintonia com o fluxo 'escasso' de clientes/ amplamente divulgado, tanto na Nigéria como noutros locais. No ano de 2003, NPC (2003:8) relata que apenas cerca de 6% dos nigerianos tiveram acesso a testes de VIH, enquanto FHI (2004(d):2) relata que apenas cerca de 12% tiveram acesso a aconselhamento e testes no ano de 2004. GhAIN (2007:2) relata ainda que, de 2004 a abril de 2007, apenas 480.000 nigerianos foram aconselhados e testados, 88.000 (18,33%) dos quais através de sessões de Aconselhamento e Testagem Móveis (MCT) especialmente organizadas. O antigo Presidente Olusegun Obasanjo encontrava-se entre os clientes destas sessões especiais de MCT organizadas ao longo dos anos. Na Etiópia, a utilização dos serviços de despistagem do VIH foi de 5,1%, aumentando apenas para 12,1% no ano de 2008 (ONUSIDA 2009:25). Esta taxa de utilização inclui todos os testes de VIH e não apenas os testes resultantes dos centros de ATV. A nível mundial, a OMS (2005:6) resume que a cobertura atual dos serviços de despistagem do VIH continua a ser fraca, especialmente nos países de baixo e médio rendimento, onde apenas 10% das pessoas que necessitam de ATV têm acesso a esses serviços.

De acordo com a Tabela 5, existem cento e dezassete (117) centros de ATV no Estado de Anambra. Se relacionarmos este número com a média anual de utentes aconselhados durante os anos em estudo (83 064), verifica-se que cada centro de ATV aconselhou, em média, 710 utentes por ano; 59 utentes por mês; aproximadamente 3 utentes por dia, utilizando 22 dias úteis/mês. A partir do Quadro 11, dos 633 conselheiros no Estado de Anambra, 103 foram recentemente formados no ano de 2012, o que indica que, antes de 2012, 530 conselheiros formados estavam a prestar serviços. Isto implica (utilizando uma média de 83.064 clientes por ano) que cada conselheiro formado atendeu 157 clientes por ano; ou 13 clientes por mês; ou 0,6 clientes por dia útil. Estes dois pontos de consideração atestam que os centros de ATV no Estado de Anambra são portas de entrada ineficazes, uma vez que são ineficazes, sobretudo quando há uma média de 5 conselheiros formados por centro de ATV.

A Tabela 5, que mostra a distribuição dos centros de ATV no Estado de Anambra, indica que cada Área de Governo Local (LGA) tem pelo menos 3 centros de ATV (média de 5,6 centros de ATV/LGA). De acordo com a nossa discussão acima, há uma média de 5 conselheiros de ATV formados por centro. Obviamente, a escassez de utentes de ATV não pode ser racionalmente atribuída à insuficiência de centros de ATV ou de conselheiros formados. Outros factores são, invariavelmente, responsáveis por esta escassez de utentes do ATV.

Tal como foi referido anteriormente na exposição do problema, dois factores relacionados (a insistência do modelo americano de ATV na aceitação dos serviços por iniciativa do utente e a localização dos centros de ATV em ambientes hospitalares) parecem impedir o fluxo de utentes. É do conhecimento geral que, em média, os nigerianos não fazem exames médicos de rotina a não ser que estejam manifestamente doentes. Esta atitude não se limita apenas a questões de saúde. É também do conhecimento geral que, em média, os nigerianos não levam os seus veículos para controlos de rotina, a não ser que se notem manifestamente problemas de funcionamento. Da mesma forma, a maioria dos nigerianos não se dirige aos centros de ATV dos hospitais para fazer o teste de VIH de rotina quando não se sente doente e quando pensa que não tem necessidade de aconselhamento e teste. Isto explica, em parte, a razão do escasso fluxo de clientes observado nos centros de ATV no Estado de Anambra. O facto de estes dois factores (insistência na aceitação iniciada pelo cliente; e localização dos centros de ATV em ambiente hospitalar) serem culpados é corroborado pelo sucesso do fluxo de clientes (88 000) registado através de sessões especiais de aconselhamento e testagem móveis (MCT), que levaram os serviços de ATV diretamente às pessoas nas suas comunidades e locais de trabalho, tal como relatado por GhAIN (2007(b):2). Note-se que estas sessões especiais de MCT são, na realidade, iniciativas dos prestadores de serviços, embora os ingredientes do consentimento voluntário do cliente e da confidencialidade do resultado do teste sejam cumpridos.

Outro forte fator que dificulta o fluxo de clientes de ATV é a indisponibilidade dos conselheiros formados para prestarem serviços de ATV devido a distracções decorrentes de horários de trabalho e destacamentos concorrentes. Note-se que os conselheiros de ATV formados são funcionários dos hospitais/centros de saúde que acolhem os centros de ATV. Cumprem os seus deveres primários para com as suas entidades patronais para receberem o seu salário, mas apenas prestam serviços de ATV como tarefa acessória. Assim, as exigências dos deveres da sua atividade principal têm sempre precedência em detrimento dos serviços de ATV. No entanto, as instituições anfitriãs assinam normalmente um memorando de entendimento (MOU) para manter os conselheiros formados durante pelo menos 3 anos nos seus postos ou destacamentos actuais, bem como para oferecer horários flexíveis para os serviços de ATV, de acordo com a conveniência das comunidades de clientes locais (FHI 2002:22-23).

Mas, na realidade, estes requisitos quase nunca são cumpridos, levando ao desgaste dos conselheiros de ATV formados (FHI 2005). É claro que o referido desgaste dos conselheiros de ATV formados é menos pronunciado nos hospitais privados e missionários, que gozam de maior estabilidade na afetação de conselheiros de ATV. No entanto, apenas 29 dos 117 centros de ATV no Estado de Anambra (o que corresponde a 24,8%) estão localizados em hospitais privados ou de missão (ver anexo 15). Os restantes estão localizados em hospitais e centros de saúde pertencentes ao governo, onde as promoções, transferências, colocações e destacamentos desenfreados afastam necessariamente os conselheiros de ATV com formação dos pontos de prestação de serviços de ATV. Esta situação é mais acentuada nos centros de saúde pertencentes à Administração Local (ver Anexo 15), que representam 78 dos 117 centros de ATV (66,7%), devido ao facto de o Estado dispor de um Sistema Unificado de Administração Local, no qual todas as questões relativas ao pessoal (incluindo transferências) são tratadas centralmente pela Comissão de Serviços da Administração Local.

Outro fator importante que explica o baixo fluxo de clientes de ATV é o número crescente de pessoas que acedem a outras plataformas alternativas para a educação e o teste do VIH/SIDA, incluindo:

- Requisitos obrigatórios para a consumação de casamentos, especialmente por parte das igrejas;
- Requisito de rotina nos cuidados pré-natais para a prevenção da transmissão mãe-filho (PTV) do VIH/SIDA;
- Requisitos obrigatórios para todos os dadores de sangue, dadores de órgãos e todas as cirurgias;
- Requisito de rotina na avaliação e tratamento das infecções sexualmente transmissíveis (IST).
- Requisito obrigatório para o recrutamento e avaliação médica periódica do pessoal militar e para-militar para efeitos de determinação da aptidão;
- Requisitos de diagnóstico para pessoas que apresentam sinais e sintomas consistentes com doenças relacionadas com o VIH ou a SIDA para ajudar ao diagnóstico clínico e à gestão, incluindo a tuberculose (OMS 2005:6-8).

Todos os utentes que acedem às plataformas acima referidas e que acabam por verificar o seu estado serológico, na maioria das vezes, não vêem mais necessidade de aceder aos serviços de ATV. Por conseguinte, contribuem para o fraco fluxo de clientes nos centros de ATV.

Recorde-se que, de acordo com a noção da teoria da porta de entrada do ATV (ver secção 2.2.3, figuras 2 e 3), o centro de ATV deve desempenhar um outro papel importante como ponto de referência a partir do qual os utentes são efetivamente encaminhados para todos os outros serviços de prevenção, cuidados e apoio ao VIH/SIDA. Mas a partir da Tabela 6, que mostra os registos dos serviços de VCT para o ano de 2006, descobrimos que dos 9.243 clientes que testaram positivo para o VIH, apenas 6.082 (65,80%) foram efetivamente encaminhados do centro de VCT para outros serviços, enquanto 34,20% não foram encaminhados de todo. Também se pode observar que 38.358 auto-referências e 17.992 referências médicas, totalizando 56.350 utentes (que "entraram" por outros pontos que não a porta de entrada do ATV) foram encaminhados de outros serviços para o centro de ATV. Isto significa que, enquanto o número de utentes aconselhados antes do teste (67 449) foram aqueles que "entraram corretamente" através da porta de entrada do ATV, 56 350 utentes (83,54% do número anterior) entraram através de outros pontos de entrada "ilegais". Este mesmo cenário é observado nos registos de outros anos, como as auto-referências e as referências médicas. Estes pontos confirmam ainda que o ATV não é a porta de entrada eficaz para os serviços de prevenção, cuidados e apoio ao VIH/SIDA.

5.2 Discussão dos resultados relativos à hipótese 2

Hipótese 2: Existe uma relação causal direta entre o aconselhamento oferecido nos centros de ATV no Estado de Anambra e a vontade dos clientes de aceder ao teste para verificar o seu estado serológico de VIH.

Conclusões: *Não existe uma relação causal direta (X^2 calculado = 758 10; X^2 dado @ df 3 p< .05 = 7.81) entre o aconselhamento oferecido nos centros de V "CT no Estado de Anambra e a vontade dos clientes de fazer o teste do VIH para determinar o seu estado serológico,*

À primeira vista, uma taxa média de cumprimento do teste de 96,57% e uma taxa de incumprimento do teste de 3,43% criam a impressão de que o aconselhamento conduz efetivamente ao teste. No entanto, e o que é mais surpreendente, o teste estatístico provou o contrário - que o aconselhamento não é "causal" para o teste. Há questões muito importantes que oferecem uma possível antevisão para sustentar a relação não causal entre o aconselhamento e a despistagem.

A primeira é uma provável desconsideração a *priori* do aconselhamento, tal como percebido pelos parceiros de VCT (FMoH, USAID / FHI, etc.) e refletido nas Diretrizes Nacionais (FMoH 2003 (b):40):

> *Quando os utentes pedem o rastreio mas recusam o aconselhamento, o conselheiro explica que os serviços de ATV são fornecidos como um pacote que inclui o aconselhamento e o rastreio. Deve ser explicado o benefício do aconselhamento e o cliente deve ser encorajado a regressar quando tiver mais tempo e estiver pronto para aceitar o pacote completo de aconselhamento e teste em conjunto. Os testes não devem ser efectuados sem que o utente tenha sido previamente aconselhado. Alguns utentes podem solicitar apenas aconselhamento e recusar fazer o teste. Este serviço deve ser prestado sem qualquer pressão ou coação para a realização do teste.*

O excerto acima confirma, para além de qualquer dúvida razoável, que o Governo e as suas organizações parceiras sabiam, talvez por experiência retrospetiva, e esperavam dos clientes, a provável procura de testes de HIV sem aconselhamento. Isto confirma as conclusões de que o 'aconselhamento' não é 'causal' para a vontade do cliente de aceder ao teste do VIH.

É do conhecimento geral que tem havido um esclarecimento público sustentado sobre o VIH/SIDA na Nigéria. Todas as plataformas dos meios de comunicação impressos e electrónicos estão repletas de jingles relacionados com o VIH/SIDA, incluindo a necessidade de fazer o teste do VIH para saber o seu estado serológico. É claro que este esclarecimento público sustentado produziu um bom nível de consciencialização (NPHCDA 2007:7). Vários outros estudos continuam a registar elevados níveis de sensibilização do público. Por exemplo, Ugboaja (2009:66) relata que, entre os estudantes do ensino secundário em Nnewi, 100% tinham conhecimento do VIH e da utilização do preservativo; 79,4% identificaram com sucesso as relações sexuais como o meio mais comum de transmissão do VIH; 77,1% sabiam utilizar o preservativo, entre outras conclusões.

A noção anterior de que não há cura para o VIH/SIDA tinha levado as pessoas a "ficarem quietas", afastando-se das questões relacionadas com o VIH/SIDA. Mas com a disponibilidade crescente de medicamentos e os sucessos registados na terapia antirretroviral (TARV), tem havido uma "resposta esmagadora" das pessoas para serem testadas para saberem o seu estado de VIH, de modo a serem recrutadas para a TARV (GhAIN 2005: l). Para as mulheres grávidas, em particular, a perspetiva de dar à luz um bebé seronegativo (mesmo que a mãe seja seropositiva) através da aplicação da TAR na prevenção da transmissão vertical (PTV) provou ser um incentivo irresistível para aceder ao teste do VIH. Por exemplo, Ugboaja (2009b:56) relata um apoio de 92,8% das mulheres grávidas ao teste de rotina do VIH, sendo 85,2% para a proteção do novo bebé.

As evidências acima referidas apontam para a convicção pré-meditada dos potenciais clientes em aceder ao teste do VIH por sua própria iniciativa antes de se dirigirem aos pontos de prestação de serviços, incluindo o centro de ATV. Assim, não é, *por si só*, o processo de aconselhamento a que são submetidos que produz a vontade de aceder ao teste do VIH, mas sim uma decisão pré-meditada do cliente. De todas as evidências acima, o que está a ser exigido pelos clientes é o teste do VIH e não o aconselhamento sobre o VIH. Isto demonstra ainda que a realização do teste do VIH ou a adesão ao teste do VIH pode não ser diretamente atribuível à eficácia do processo de aconselhamento.

De facto, é até racional questionar se o próprio processo de aconselhamento não é contraproducente. A partir da Tabela 6, podemos observar que dos 67.449 utentes que foram aconselhados, 4.816 (7,14%) recusaram fazer o teste do VIH. Dos 62.633 clientes que fizeram o teste de VIH, 1.486 (2,37%) recusaram-se a recolher o resultado do teste de VIH. Dos 61.031 que receberam o resultado do teste, 116 (0,2%) recusaram-se novamente a receber aconselhamento pós-teste. Tendo em conta o facto já estabelecido acima (que os utentes que procuram os serviços de ATV tinham muito provavelmente decidido fazer o teste do VIH), é lógico que estas recusas dos utentes, fase a fase, só poderiam ter surgido por duas causas possíveis:

- medo
- tédio

Se considerarmos os detalhes das actividades envolvidas no aconselhamento (ver secção 2.1.4), então uma única sessão de aconselhamento pode durar entre 1 a 2 horas (FMoH 2003(b):19). Em segundo lugar, o aconselhamento é altamente suscetível a idiossincrasias, tanto para o conselheiro como para o cliente, sendo uma questão fortemente dependente da atitude e da psicologia (FMoH 2003: 109). Por conseguinte, o aconselhamento pode, em termos de mérito, suscitar a confiança e a cooperação do cliente, mas também pode, em termos de demérito, suscitar o medo e o aborrecimento do cliente. É este medo e aborrecimento que podem explicar os declínios observados nos clientes depois de entrarem no centro de ATV e depois de acederem ao serviço inicial. Ugboaja (2009b:56) confirma que o medo está na origem do ressentimento em relação ao teste intravenoso. Dos 6% de inquiridos que não apoiaram o teste do VIH no seu estudo, 4,8% ressentiram-se do teste do VIH devido ao medo de terem um resultado positivo; 1,6% ressentiram-se do teste do VIH devido ao medo da discriminação; e 0,8% ressentiram-se do teste do VIH devido ao medo da rejeição da família.

5.3 Discussão dos resultados relativos à hipótese 3

Hipótese 3:	*Os clientes seropositivos aconselhados nos centros de ATV do Estado de Anambra mudam significativamente as suas atitudes e comportamentos para não infectarem outras pessoas com o vírus.*
Conclusões:	*Os clientes seropositivos aconselhados nos centros de ATV não alteram significativamente as suas atitudes e comportamentos (X^2 calculado = 32,36; X^2 dado @ df 5, p< .05 = 11,0) para não infetar outros com o vírus.*

Esta constatação não pode ser considerada surpreendente. Muitas vezes, as atitudes e os comportamentos estão profundamente enraizados e são cumulativos ao longo do tempo. Algumas atitudes e comportamentos podem ter uma base hereditária, enquanto outros se concretizam a partir de influências ambientais (sociais, culturais, económicas, políticas) generalizadas. Por exemplo, não se pode dizer que um jovem que pratica relações sexuais com várias parceiras ao mesmo tempo e que provém de um lar polígamo tenha tido atitudes e comportamentos de origem desconhecida. Do mesmo modo, um adolescente que se entrega a tatuagens, ao consumo de drogas intravenosas e a lutas e ataques violentos, mas cujo desempenho académico é fraco, pode não estar longe da influência cultual dos seus pares. A este respeito, GhAIN (2007c:4) relata o caso de uma senhora chamada Ebele que se dedicou ao comércio de sexo devido à pressão exercida sobre ela para ganhar a vida para cuidar dos seus irmãos, acreditando que estava desamparada e "não tinha outra forma de ganhar a vida".

É um equívoco assumir que as atitudes e comportamentos pouco saudáveis são sempre atribuíveis à ignorância ou à falta de consciência. Os médicos que fumam muito estão plenamente conscientes das consequências negativas para a sua saúde, mas o hábito é tão forte que não conseguem reunir a força de vontade necessária para o abandonar. É da mesma forma que Ugboaja, Monago e Nwosu (2009:66) relatam 100% de conhecimentos sobre o VIH e a utilização do preservativo entre os estudantes do ensino secundário em Nnewi, mas apenas 53,3% relataram uma utilização consistente do preservativo.

Parece que o aconselhamento, *por si só*, mesmo com o aconselhamento pós-teste e de acompanhamento durante um curto período de tempo, pode ainda assim revelar-se inadequado para ter impacto nas mudanças necessárias sobre as circunstâncias que sustentam a atitude e o comportamento pouco saudáveis em estudo. Por exemplo, considerando a questão da revelação do estado seropositivo ao parceiro ou ao cônjuge, tal como consta do questionário, um inquirido seropositivo solteiro pode ter sido dissuadido de revelar o seu estado ao parceiro devido ao receio de possivelmente perder o parceiro. O mesmo receio pode igualmente dissuadir um casal de revelar o seu estado ao cônjuge. Há muitos relatos de pessoas casadas cujos casamentos foram postos em risco devido à revelação do seu estado seropositivo ao outro cônjuge (Ukpabio, 2013:44).

Quanto à questão da abstinência sexual ou da utilização correta e consistente do preservativo, a verdade é que é muito difícil para qualquer pessoa sexualmente ativa abster-se de sexo durante muito tempo, quer seja casada ou solteira, quer seja seropositiva ou negativa. Mesmo conseguir uma abstinência secundária entre jovens adolescentes e solteiros (entre os 12 e os 31 anos) num contexto religioso e moralmente rigoroso como a Igreja Cristã Redimida revelou-se hercúleo, uma vez que 77 homens e 42 mulheres de um total de 739 ainda mantinham a atividade sexual (Oluwagbemiga, Atobatele, & Adedayo, 2004:8). As opções alternativas para a 'saída' sexual vão desde o estranho ao convencional, incluindo o uso do preservativo. No entanto, muitas pessoas que reconhecem a importância do preservativo na prevenção da transmissão do VIH/SIDA e das IST recusam-se a usá-lo, sendo as razões mais frequentemente invocadas para tal recusa a falta de prazer sexual e a aversão ao preservativo por parte do parceiro (Ugboaja, Monago & Nwosu 2009:66).

De todas as indicações, a provisão de soluções para as necessidades sentidas dos clientes de alto risco, em conjunto com a sensibilização intensiva e a criação de consciencialização em curso, vai muito longe na mudança das atitudes e comportamentos pouco saudáveis desses clientes. No caso de Ebele, a trabalhadora do sexo comercial citada anteriormente, GhAIN (2007c:4) relata que, com a assistência conjunta de GhAIN e da Society for Women and AIDS in Africa/Nigeria (SWAAN), Ebele e 19 outras trabalhadoras do sexo receberam formação em cabeleireiro, design de moda, etc.; bem como apoio com equipamento e acessórios depois de se formarem para criarem empresas e obterem rendimentos alternativos. Em última análise, as trabalhadoras do sexo deixaram o negócio do sexo. Ukpabio (2013:44-45), já citado, dá-nos a conhecer uma ONG, a God Perfect Health Foundation, que opera em Abuja e que presta assistência a clientes seropositivos ligando-os a parceiros, alguns dos quais acabam por casar legitimamente.

Os grupos de apoio interpares de pessoas que vivem com o VIH/SIDA (PVVS) são plataformas muito eficazes para mudar atitudes e comportamentos pouco saudáveis e enraizar atitudes e comportamentos positivos nas PVVS, a fim de prevenir a transmissão do VIH. Estes grupos de apoio de pares desenvolvem uma série de actividades em benefício dos seus membros, incluindo reuniões de rotina, debates, seminários, aconselhamento de pares, contribuições financeiras e apoio empresarial, visitas ao domicílio e cuidados domiciliários, etc. À medida que novos membros se juntam, aprendem com os membros mais antigos. Tal como noutras questões, a eficácia da influência do grupo de pares na promoção de atitudes de saúde para a prevenção do VIH/SIDA foi bem demonstrada (Akinyemi et al 2004:22; GhAIN 2007d:6).

Devido à sua eficácia, os grupos de apoio de pares de PVVS tornaram-se muito populares. No Estado de Anambra, por exemplo, existiam, em agosto de 2014, 36 desses grupos de apoio (ver Quadro 13). De acordo com a entrevista a informadores-chave, todos estes grupos de apoio no Estado de Anambra realizam reuniões mensais de rotina todos os primeiros sábados do mês, a partir das 12 horas, nos respectivos locais indicados na terceira coluna da Tabela 13. Este investigador teve o privilégio de ter interações diretas extensas com vários grupos de pares de PVVS no Estado de Anambra no decurso desta investigação, incluindo entrevistas a informadores-chave que enriqueceram o conteúdo desta tese.

Obviamente, a teoria do comportamento planeado (TPB) aplica-se a atitudes e comportamentos prejudiciais à saúde, favoráveis à propagação do VIH/SIDA, uma vez que estas atitudes não são acidentais, mas sim deliberadas, ou seja, "planeadas". Por conseguinte, o tempo é essencial para permitir mudanças graduais mas constantes (teoria das fases) na direção das atitudes desejadas. Também nesta direção, o elemento 'tempo' é ajudado por acontecimentos e experiências apropriados para permitir que o resultado desejado (mudança de atitude) se manifeste e perdure. O aconselhamento, por si só, sem outros acontecimentos e experiências apropriados, é inadequado para incutir uma mudança de atitude duradoura numa PVVS que se debate com o stress/choque do seu estatuto de seropositivo. Um período de tempo de 6 meses a 2 anos, com eventos e experiências apropriados, parece razoável para esperar uma mudança de atitude marcada e duradoura numa PVVS no período pós-aconselhamento.

5.4 Discussão das conclusões sobre as hipóteses 1 - 3 na série: Implicações para o desenvolvimento do capital humano.

A rejeição ou o fracasso das três hipóteses em série tem implicações de grande alcance. Em primeiro lugar, demonstra que os três pressupostos de trabalho oficiais da VCT estão incorrectos. Demonstra também que o ATV, tendo falhado em todos os três parâmetros de "porta de entrada", é ineficaz e ineficiente como programa de porta de entrada nos serviços de prevenção, cuidados e apoio ao VIH/SIDA. Em segundo lugar, uma vez que o ATV (como suposto programa de porta de entrada) é fundamental para o êxito ou o fracasso de outros programas de luta contra o VIH/SIDA, conclui-se que toda a programação de luta contra o VIH/SIDA foi sujeita a uma fuga insidiosa de eficácia e eficiência. Em terceiro lugar, implica também que o impacto global do VIH/SIDA, especialmente no desenvolvimento do capital humano, teria sido minimizado se a referida fuga insidiosa de eficácia e eficiência na programação anti VIH/SIDA tivesse sido colmatada.

A par das implicações acima mencionadas, está o facto de as principais doutrinas subjacentes ao ATV (iniciativa do cliente, consentimento, confidencialidade e direitos humanos) serem inconsistentes, na verdade, diretamente opostas, às abordagens fundamentais da saúde pública para combater epidemias e emergências nacionais. Se voltarmos a pensar na epidemia de Ébola em curso, devemos observar que as medidas de controlo das emergências epidémicas incluem, entre outras, as seguintes

- Restrição das entradas nas fronteiras e nos portos, se e quando necessário.
- Restrição da circulação de transportadores suspeitos.
- Rastreio de contactos.
- Colocação de contactos sob observação.

- Colocação dos suspeitos em quarentena.
- Confinamento e tratamento de casos/pacientes em isolamento.
- Descontaminação rigorosa (desinfeção ou esterilização) dos locais contaminados (roupa de cama, casas, etc.).
- Adesão a precauções universais reforçadas (incluindo vestuário de proteção à prova de aerossóis para os prestadores de cuidados).
- Eliminação sanitária rigorosa dos cadáveres.
- Restrição do contacto íntimo com animais "reservatórios" (morcegos frugívoros, chimpanzés, macacos, etc.), consoante o caso.
- Restrição do consumo de animais mortos e de carne de animais selvagens.
- Notificação/comunicação efectiva, incluindo a divulgação do estatuto às autoridades competentes.
- Limitação dos contactos corporais, incluindo apertos de mão, e utilização regular de desinfectantes.
- Mobilização de recursos adicionais para a intervenção em grande escala, incluindo mão de obra, fundos, materiais e apoio técnico, sempre que necessário.

As leis e as regras de saúde pública conferem aos agentes de saúde todos os poderes necessários para fazer face a epidemias e emergências, desde o poder de prender e processar, até ao poder de demolir estruturas e destruir bens e propriedades contaminadas; desde o poder de selar instalações/locais até ao poder de evacuar zonas infectadas, etc. (ANSG 2006). Para cada tipo de epidemia de doença, existem abordagens já definidas para a sua gestão, consoante o agente etiológico, o prognóstico e a epidemiologia da doença em causa. Com estas abordagens fundamentais, muitas doenças foram erradicadas no passado (como a varíola, a peste, a bouba) e muitas epidemias foram controladas (febre amarela, cólera, gripe das aves, etc.). Por que não o VIH/SIDA?

A título de exemplo, grande parte dos poderes de "policiamento" da Lei/Regulamentos de Saúde Pública estão incorporados nos "inspectores sanitários", agora redesignados responsáveis pela saúde ambiental na Nigéria. Esta categoria muito importante de funcionários está agora registada e licenciada pelo Conselho de Registo de Funcionários de Saúde Ambiental da Nigéria (EHORECON), tal como estabelecido pela Lei n.º 11 de 2002 do Conselho de Registo de Funcionários de Saúde Ambiental da Nigéria (Estabelecimento, etc.). Este investigador tem o privilégio de ser um membro registado deste Conselho (ver apêndices 12 e 13), pelo que é uma autoridade em questões relacionadas com epidemias, emergências nacionais e a Lei da Saúde Pública na Nigéria.

A nível mundial, o VIH/SIDA existe há 33 anos, desde o seu diagnóstico nos Estados Unidos em 1981. Na Nigéria, está connosco há 28 anos, desde que o primeiro caso foi diagnosticado em 1986. Passaram 23 anos desde que o Governo da Nigéria confirmou o seu estatuto de epidemia em 1991 (FMoH 1991). Há 12 anos que o governo declarou a doença como "Emergência Nacional" em 2002 (NACA 2002). Isto mostra que, durante 23 anos consecutivos, as autoridades sanitárias e os profissionais de saúde na Nigéria não responderam verdadeiramente ao VIH/SIDA como uma "epidemia", ou durante 12 anos como uma "emergência nacional", devido à abordagem "pacifista" do programa de VCT do VIH/SIDA imposto à Nigéria por doadores e parceiros estrangeiros. A repercussão deste erro de comissão é a perda acrescida que a Nigéria enfrenta devido ao impacto adverso do VIH/SIDA em muitas frentes, incluindo perdas no desenvolvimento do capital humano.

Mas se as abordagens fundamentais de combate às epidemias tivessem sido aplicadas contra o VIH/SIDA desde 1991, a Nigéria teria ganho cerca de 13 anos de esperança de vida; teria ganho cerca de 26% de aumento no índice de potencial económico; e teria reduzido a morbilidade e a mortalidade em cerca de 60%. Além disso, a população órfã de SIDA teria sido reduzida em cerca de 70%; e os escassos fundos gastos ao longo dos anos com o VIH/SIDA teriam sido poupados em cerca de 65% (PNUD, 2005; AAI-N, 2004; Muanya 2014; Muanya, 2013b; Vanguard 2014).

Com uma taxa de poupança de 65% por ano, os 98,97 mil milhões de euros gastos com o VIH/SIDA na Nigéria só em 2014 (Umeha 2013: 49), teriam sido poupados 65 mil milhões de euros. Se este nível de poupança tivesse sido efectuado ao longo dos anos desde 1991, os recursos poupados, se aplicados de forma prudente ao desenvolvimento do empreendedorismo e ao mecanismo de microcrédito, por exemplo, teriam proporcionado emprego e rendimentos de subsistência a cerca de 30 000 000 de nigerianos. Isto, por si só, teria afetado positivamente muitas famílias e atenuado o nível de pobreza excruciante na Nigéria.

Para evitar dúvidas, pode ser necessário esclarecer que não há absolutamente nenhuma base científica, racional ou conveniente para a abordagem pacifista especial ao VIH/SIDA na Nigéria, tal como propagada por doadores e parceiros estrangeiros. O VIH/SIDA está listado (n.º 16) como uma "doença de notificação obrigatória" entre 39 outras doenças propensas a epidemias (ver anexo 14). Em termos de infecciosidade e fatalidade, o VIH/SIDA é ainda inferior à febre de Lassa, à hepatite infecciosa ou à doença do vírus Ébola (DVE). Em termos de estigmatização, os doentes com VIH/SIDA enfrentam a mesma estigmatização que as pessoas que sofrem de lepra, tuberculose, epilepsia, sífilis e DVE. Em termos de desafios como a cura terminal, o peso da doença e a simpatia, o cancro e o AVC estão à frente do VIH/SIDA. Em termos de impacto em grande escala na sociedade, a malária ainda está à frente do VIH/SIDA nos países em desenvolvimento, tal como a hepatite infecciosa nos países desenvolvidos (Chikwe & Onyekachi, 2014:25; Chikwe, 2014:27; Iyatse, 2013:35; Muanya, 2014c:89; Umukoro, 2014:24-25). Então, porquê destacar o VIH/SIDA para uma 'consideração sentimental' especial e, ao mesmo tempo, ser extremamente rigoroso na adesão às regras prescritas para a prevenção e controlo de todas as outras doenças e suas epidemias. Definitivamente, algo está "errado".

Mas não se pode deixar de pensar que, enquanto esta abordagem pacifista do VIH/SIDA persiste e o fardo da doença se prolonga na Nigéria, o impacto da doença é comparativamente muito reduzido nos Estados Unidos (ONUSIDA, 2010:20-21), com uma prevalência que não excede 0,6% e um total anual de mortes relacionadas com a SIDA que não ultrapassa 26.000 (para o ano de 2009) em toda a América do Norte (Estados Unidos, Canadá e Gronelândia). Curiosamente, justaposto a este baixo impacto nos Estados Unidos está o facto de os Estados Unidos obterem enormes ganhos económicos devido ao facto de a maioria dos medicamentos anti-retrovirais, reagentes para testes e outros produtos de base, como os preservativos, amplamente utilizados nos programas de controlo do VIH/SIDA, serem patenteados e fabricados nos Estados Unidos. É claro que isto representa um grande boom para o sector da produção e da distribuição da economia americana. Por conseguinte, aparentemente, a continuação da pandemia de VIH/SIDA e os programas de controlo que lhe estão associados constituem um impulso para a economia dos EUA. O facto de estes ganhos económicos dos EUA serem planeados ou acidentais está fora do âmbito desta tese.

5.5. Conclusões e discussões sobre todas as hipóteses: Implicações para a política Revisão

Chegámos a conclusões sobre as três hipóteses, bem como discutimos essas conclusões, a partir das quais estabelecemos novos conhecimentos e importantes lições aprendidas, incluindo implicações para um maior impacto negativo no desenvolvimento do capital humano. O que resta fazer aqui é destacar brevemente as implicações destas conclusões, os novos conhecimentos adquiridos e as lições aprendidas para a política e, talvez, a direção que sugerem para a revisão da política.

Na secção 2.1.7 - - O contexto político do VIH/SIDA, aprendemos que, dado o facto de o VIH/SIDA ter começado nos Estados Unidos, a estratégia política do país contra o VIH/SIDA (incluindo o ATV) tinha a vantagem de ser 'original' ou 'indígena', com um mínimo de influência externa. Esta noção de 'originalidade' ou 'indigeneidade' conota que a estratégia política tomou em consideração as peculiaridades locais dos Estados Unidos (ambiente político) enumeradas na secção 2.1.7(b). Este ambiente político local engloba as "ligações políticas" ou "interconectividade política" avançadas por Majorne (1989) citado em Twum (2013:88).

No exercício das suas competências "para desenvolver políticas, estratégias, diretrizes, planos e programas que orientem o sistema nacional de prestação de cuidados de saúde", a adoção pelo Ministério Federal da Saúde da Nigéria do modelo americano de VCT para aplicação na Nigéria é, na realidade, uma "transferência de políticas" - de um país desenvolvido para um país em desenvolvimento (Saka *et al* 2012:50; FMoH 2003(b); Twum 2013:86). Esta transferência de políticas de VCT dos Estados Unidos para a Nigéria foi facilmente conseguida pela USAID/FHI "através do controlo de recursos" (fluxo de fundos de ajuda ao desenvolvimento para a Nigéria) e do controlo de conhecimentos especializados, como consultores, conselheiros técnicos, peritos, facilitadores e pessoas-recurso (Twum (2013); Saka *et al* (2012). Sendo uma "transferência de políticas", a VCT na Nigéria enfrentou inevitavelmente o problema da "adaptação" às peculiaridades locais da Nigéria (ambiente político). É a isto que Twum (2013:86) se refere como os desafios da "implementação de políticas semelhantes" no país mutuário, que quase sempre resultam em dificuldades de implementação e, em última análise, no fracasso da política. Isto explica o fracasso da VCT no Estado de Anambra e na Nigéria em geral.

O facto de as três hipóteses terem falhado implica que todos os pressupostos e doutrinas políticos subjacentes ao modelo americano de VCT na Nigéria são seriamente questionados e, de facto, promovem a aceitabilidade de conceitos e pressupostos contrários ou inversos. Por exemplo, os êxitos registados através de sessões móveis de aconselhamento e teste (GhAIN 2007 b:20), que são, na realidade, iniciativas dos prestadores de serviços levadas às pessoas nos seus locais de trabalho e nos seus bairros residenciais, questionam seriamente a doutrina da "iniciativa do cliente", bem como a localização dos centros de ATV em hospitais e centros de saúde, tal como prescrito pelo modelo americano de ATV como linhas de força cardinais da política. Do mesmo modo, um grande número de utentes (56, 330) que entram por outras "portas" que não a porta do ATV (67, 499); e a grande quantidade de encaminhamentos de outros serviços para o serviço de ATV em vez de vice-versa, "desmentem" claramente o valor de "porta de entrada" do ATV em relação a outros serviços e programas de VIH/SIDA, especialmente a PTV e a TAR.

As conclusões sobre a Hipótese 3, em particular, e o facto revelado pela sua discussão provam-nos a futilidade de confiar acções preventivas à discrição da PVVS e de a fortalecer com uma "cobertura" de proteção dos direitos humanos, em detrimento da preocupação com a saúde pública. Ou seja, por outras palavras, não se pode garantir que as acções discricionárias em termos de atitudes e comportamentos dos clientes seropositivos aconselhados nos centros de ATV impeçam a propagação do VIH a outras pessoas, ao passo que uma abordagem de saúde pública permanente, contida nas Regras de Saúde Pública, é clara quanto às medidas a tomar para conter epidemias e emergências nacionais. A contenção bem sucedida da doença do vírus Ébola (DVE) na Nigéria atesta que estas abordagens fundamentais de saúde pública continuam a funcionar como sempre funcionaram. Foi apenas a política "pacifista" do modelo americano de VCT imposto à Nigéria que "pôs de lado" a adesão às regras de saúde pública na gestão do VIH/SIDA. É por isso que o VIH/SIDA tem persistido durante anos como uma epidemia "interminável" e uma emergência nacional, com grande impacto no desenvolvimento do capital humano.

Seguindo a tese de Majorne das "ligações políticas" e da "interconectividade política", constatamos ainda que a persistência da pandemia de VIH/SIDA beneficia a economia americana devido à exportação de medicamentos, reagentes e produtos de base como o preservativo para o resto do mundo, especialmente para países em desenvolvimento como a Nigéria. Para a Nigéria, trata-se de uma drenagem perpétua dos seus recursos, agravando o já mau défice da balança de pagamentos.

Tudo somado, a "transferência de políticas" do modelo americano de VCT para a Nigéria, em todas as frentes, continua a registar situações ou resultados "contrastantes" para a Nigéria. Enquanto os Estados Unidos tinham atingido em 2010 uma cobertura de 79% nos testes de VIH (NHAS 2010), a Nigéria só tinha atingido um máximo de 14,55% (NACA, 2009:3). Enquanto o NHAS dos Estados Unidos previa firmemente que, até 2015, "os Estados Unidos tornar-se-ão um lugar onde as novas infecções pelo VIH são raras...", a política nacional da Nigéria sobre o VIH/SIDA, sem quaisquer referências ou objectivos mensuráveis específicos, visa apenas "travar e inverter a propagação do VIH na Nigéria e atenuar o seu impacto na população", mas lamenta, entre muitos outros aspectos, que "estão a surgir questões políticas difíceis em torno das componentes estratégicas", pelo que "as perspectivas para o futuro são sombrias" (NACA 2009:6, 5).

Estes factos, entre outros, são claramente indicativos de uma mudança radical, urgente e dramática, da atual política de VCT.

CAPÍTULO 6

RESUMO, RECOMENDAÇÕES E CONCLUSÃO

6.1 Resumo

Desde o seu primeiro diagnóstico nos Estados Unidos, em 1981, o VIH/SIDA alastrou para uma pandemia global, exercendo um grande impacto negativo na sociedade e no desenvolvimento do capital humano, o que levou à inclusão do seu controlo como um Objetivo de Desenvolvimento do Milénio (ODM 6). Na Nigéria, desde o seu primeiro diagnóstico em 1986, a sua proporção epidémica foi estabelecida pelo Inquérito Nacional de Seroprevalência do VIH de 1991 em 1,8%. A sua crescente propagação e impacto levaram a que fosse declarada uma emergência nacional em 2002.

Tendo a vantagem de ter sido o primeiro a começar, juntamente com a sua vasta influência política e económica, os Estados Unidos, através da USAID e da FHI, foram pioneiros e exportaram as suas políticas e abordagens de controlo do VIH/SIDA para outros países que acolhem a FHI, como a Nigéria, incluindo a elevação do ATV como "porta de entrada" para outros serviços de prevenção, cuidados e apoio ao VIH/SIDA. As principais orientações políticas do modelo americano de ATV incluem: iniciativa exclusiva do cliente para procurar e utilizar os serviços; consentimento voluntário do cliente para fazer o teste do VIH; a prerrogativa de revelar o estado é do cliente; a confidencialidade do estado e dos registos dos clientes é protegida; e o direito aos direitos humanos protege o cliente.

A adoção pela Nigéria do modelo americano de VCT como uma "transferência de política" impôs os problemas de adequação às peculiaridades locais, inacessibilidade à população em massa e incoerência com as abordagens fundamentais da Nigéria para combater as epidemias e as emergências nacionais. Trata-se de uma grave desconexão política. Por conseguinte, este estudo, centrado no Estado de Anambra, avaliou, em termos gerais, a eficácia da política de ATV na Nigéria. Em termos específicos, avaliou o fluxo de clientes dos centros de ATV no Estado para determinar se esses centros funcionavam ou não como portas de entrada eficazes para os serviços de prevenção, cuidados e apoio ao VIH/SIDA. O estudo avaliou também a eficácia do processo de aconselhamento para garantir a disponibilidade dos clientes para fazerem o teste do VIH, bem como as acções pós-TV das PVVS para não propagarem o vírus. Estas avaliações, na sua essência, pesaram a "solidez" dos "pressupostos de trabalho" subjacentes à política de ATV.

A investigação foi conduzida na perspetiva da "teoria da porta de entrada". Destacou a teoria da escalada da droga da porta de entrada, predominantemente aplicada no controlo das drogas ilícitas nos Estados Unidos e noutros países. O significado teórico deste estudo reside maioritariamente na adaptação bem sucedida da teoria da porta de entrada como instrumento de análise de rotina no domínio da Administração Pública. Também desafiou com sucesso o 'eclipse' da Administração Pública por outras disciplinas, ao mesmo tempo que estabeleceu a relevância da Administração Pública na apresentação de soluções para todos os desafios de desenvolvimento contemporâneos que a Nigéria enfrenta. Em termos práticos, este estudo, entre outras coisas, reconfigurou o VCT para uma maior eficácia e eficiência, especialmente ao fornecer "guardas de vida" adicionais a milhões de nigerianos e milhares de residentes do Estado de Anambra em risco de infeção pelo VIH.

Com base nos três pressupostos políticos de trabalho do VCT, este estudo formulou e testou três hipóteses, a saber

- Existe uma relação significativa entre a frequência do fluxo de clientes nos centros de ATV e a população em risco do Estado de Anambra para estabelecer os centros de ATV como portas de entrada eficazes para os serviços de prevenção, cuidados e apoio ao VIH/SIDA no Estado de Anambra.
- Existe uma relação causal direta entre o aconselhamento oferecido nos centros de ATV no Estado de Anambra e a vontade dos clientes de aceder ao teste do VIH para determinar o seu estado serológico.
- Os clientes seropositivos aconselhados em centros de ATV no Estado de Anambra mudam significativamente as suas atitudes e comportamentos para não infectarem outras pessoas com o vírus.

Para concretizar estas hipóteses, este estudo recolheu dados relevantes da Agência de Controlo da SIDA do Estado de Anambra (ANSACA), incluindo uma lista de todos os centros de ATV no Estado de Anambra e registos dos serviços de ATV prestados no Estado entre 2006 e 2012. Através da investigação-ação, os potenciais clientes de ATV foram aconselhados em cinco centros designados e foram obtidos 150 clientes seropositivos, 30 de cada centro, aos quais foram administrados questionários para avaliar as suas atitudes e comportamentos após o aconselhamento em relação à propagação do VIH.

A análise pormenorizada dos dados, incluindo o teste de significância do Qui-Quadrado, resolveu as três hipóteses na alternativa. Verificou-se que:

- Não existe uma relação significativa (X^2 calculado é 6411531.70; X^2 dado @ df 4 $p< .05 = 9.49$.) entre a frequência do fluxo de clientes nos centros de ATV e a população em risco do Estado de Anambra, o que indica que os centros de ATV não são portas de entrada eficazes para os serviços de prevenção e cuidados do VIH/SIDA no Estado.
- Não existe uma relação causal direta (X^2 calculado = 758,10; X^2 dado @ df3 $p<.05 = 7,81$) entre o aconselhamento oferecido nos centros de ATV no Estado de Anambra e a vontade dos clientes de fazer o teste do VIH para determinar o seu estado serológico.
- Os clientes seropositivos aconselhados nos centros de ATV não alteram significativamente as suas atitudes e comportamentos para não infectarem outras pessoas com o vírus (X^2 cal = 32,36; X^2 given @ df 5 $p< .05 = 11,0$).

Esta terceira conclusão está, no entanto, sujeita à condição de que os outros factores se mantenham constantes, e num período não superior a 6 meses, como atestam os resultados das entrevistas com informadores-chave.

Com base nos resultados acima referidos, a teoria da porta de entrada do VCT não é validada. A sua validação exige que as três hipóteses sejam bem sucedidas. Nem sequer se pode dizer que a teoria da porta de entrada da VCT seja inconclusiva, uma vez que um estatuto inconclusivo exige que pelo menos a hipótese 1 e qualquer uma das hipóteses 2 e 3 sejam bem sucedidas. A teoria da porta de entrada da VCT é claramente invalidada, uma vez que as três hipóteses falharam, ao passo que a falha da hipótese 1 é suficiente para invalidar a teoria.

As conclusões acima referidas significam que o ATV não só é ineficaz, como também é ineficiente como programa de "porta de entrada", como revelam outras análises e discussões. Significa também que essa fuga de eficácia e eficiência foi, por efeito de arrastamento, transferida para outros programas no continuum da programação do controlo do VIH/SIDA. Implica também que o grande impacto que o VIH/SIDA exerce na sociedade e no desenvolvimento do capital humano teria sido grandemente reduzido se a política de VCT, tal como existe atualmente, tivesse sido radicalmente "reconfigurada".

A necessidade desta "reconfiguração política" é muito adequada e auspiciosa para a Nigéria, cujo fardo do VIH/SIDA ocupa globalmente o terceiro lugar, apenas atrás da África do Sul e da Índia. Esta reconfiguração é particularmente adequada e auspiciosa para o Estado de Anambra, cuja recente e "escandalosa" prevalência do VIH/SIDA, de 8,7% em 2010, levou o Governo do Estado a tomar medidas especiais, incluindo a adoção de uma posição oficial para rever a sua abordagem e estratégia contra o VIH/SIDA. Isto inclui, indissociavelmente, uma revisão da sua política de aconselhamento e tratamento de doentes com VIH.

6.2. Recomendações

São sugeridas as seguintes soluções:

1). Efetuar uma revisão radical da política de aconselhamento e despistagem voluntários (ATV) e passar a uma política de aconselhamento e despistagem universais (ATU) que seja coerente com a disposição de intervenção de controlo da "epidemia" e da "emergência nacional". Em pormenor, esta "mudança" de política implicará o seguinte

a). Abolir as doutrinas da aceitação dos serviços por iniciativa do cliente; a inviolabilidade do consentimento do cliente como condição para a realização de testes de VIH; a santidade da confidencialidade dos registos do cliente; e a "auréola" de proteção dos direitos humanos conferida às pessoas seropositivas e outras considerações semelhantes em torno dos assuntos relacionados com o VIH/SIDA. Para evitar dúvidas, as regras de saúde pública prevêem que, para efeitos de controlo de epidemias/emergências, todos os dados e informações relevantes devem ser transmitidos às pessoas e autoridades competentes. Por conseguinte, todos os indivíduos hipotecam os seus direitos privados em prol do interesse público [saúde] global.

b). Mudar a ênfase para o aconselhamento e a despistagem iniciados pelos prestadores de serviços, com destaque para o aconselhamento em grupo, o aconselhamento em massa, o aconselhamento através dos meios de comunicação social, o aconselhamento eletrónico (e-counseling) e as sessões de sensibilização.

c). Alargar o âmbito dos testes de rotina ao VIH, que atualmente abrangem as consultas pré-natais e as infecções sexualmente transmissíveis (IST), de modo a incluir também

- para todos os efeitos de certificação de saúde e aptidão médica, incluindo para efeitos de emprego e admissão ao ensino;
- emissão da carta de condução automóvel (pelas mesmas razões que o grupo sanguíneo está incluído na carta de condução automóvel).

d). Alargar o âmbito da despistagem obrigatória do VIH, que abrange atualmente a doação/transfusão de sangue, a doação/transplante de órgãos, todos os procedimentos cirúrgicos e os casamentos oficiais, de modo a incluir também:

- todos os profissionais de saúde que tenham contacto corporal direto com os doentes;
- todos os prestadores de primeiros socorros e todo o pessoal no terreno das agências de resposta a emergências;
- todos os participantes em competições desportivas que impliquem contactos corporais e lesões abertas,

e). Organizar uma curta reciclagem para todos os conselheiros de ATV existentes, a fim de os equipar para se reorientarem corretamente para o novo paradigma de ATV.

f). Adotar e alargar o recurso a conselheiros leigos considerados competentes e dispostos a prestar serviços em regime de voluntariado, a fim de reduzir os custos nos casos em que os recursos são limitados.

g). Liberalizar a localização dos centros UCT para incluir outros locais públicos apropriados com elevado potencial de captação de clientes, incluindo secretarias governamentais, escolas e universidades, mercados e praças comerciais, parques de estacionamento, aeroportos e portos marítimos, etc.

h). A alienação ou a desvinculação do aconselhamento e do teste do VIH como um "pacote" comum, de modo a que os utentes que procuram apenas o "teste" possam ter acesso a ele sem qualquer repercussão que os exclua de outros serviços, como a inscrição no TARV.

2). Expandir e aprofundar as parcerias de trabalho já existentes com as organizações religiosas e as organizações da sociedade civil. A educação sobre o VIH/SIDA já foi incorporada no currículo das Escolas Teológicas (FHI 2004(c)); algumas denominações da igreja desenvolveram a sua própria política de missão "nacional" sobre o VIH/SIDA (TCoN-AC, 2004); e muitas denominações estabeleceram programas internos muito fortes contra o VIH/SIDA (GhAIN, 2007(e)). O que precisa de ser feito ainda é:

- Alargar as etapas a todos os outros FBO que ainda não tenham efectuado o key-in.
- Reforçar e aprofundar as suas operações com subvenções baseadas no desempenho concedidas por agências doadoras, governos e entidades filantrópicas.
- Reorientar os seus principais operadores para o paradigma sugerido de aconselhamento e despistagem universal.
- Replicar a parceria com as FBO, envolvendo de forma semelhante outras organizações da sociedade civil (OSC).

3). Processar os incumprimentos e infracções deliberados e recalcitrantes que conduzem à infeção evitável de pessoas incautas com VIH por PVVS. A Lei da Saúde Pública deve ser aplicada a delitos muito óbvios, como a transfusão de sangue infetado pelo VIH sem que os prestadores de cuidados de saúde procedam a uma análise desse sangue. Uma contravenção igualmente óbvia e deliberada é a prática de relações sexuais não protegidas por pessoas seropositivas sem informar o outro parceiro do seu estado serológico positivo para o VIH. Felizmente, já existe um precedente judicial na acusação, condenação e sentença de Alan Mason, no Reino Unido, por ter infetado com VIH um parceiro sexual incauto (Daily Sun, 2014:15).

4). Divulgar informação para promover a adoção de remédios locais como parte da 'precaução universal' e profilaxia contra o VIH. Foi validado um grande número de remédios naturais locais que têm um efeito positivo significativo na atenuação do VIH/SIDA (Muanya 2013(c): 45), sendo um produto proeminente o extrato fraccionado de folhas de nim (Chijioke *et al,* 2004:9). A utilização destes remédios locais é particularmente indicada para:

- Cerca de 2,9 milhões de nigerianos que não podem ter acesso ao TARV convencional (DailySun, 2013: 19).
- Como apoio ao aumento da resistência aos medicamentos no VIH (Muanya, 2014:6).

- Como adjuvante para melhorar os efeitos secundários adversos da TARV convencional nos doentes (Chimienti, 2012).
- Como opção complementar na mobilização de recursos locais para o ambicioso objetivo de acabar com o VIH/SIDA até ao ano 2030 (Muanya, 2013 b).

As áreas acima referidas de indicação de remédios locais alternativos, entre outras, precisam de ser incorporadas como parte do novo conhecimento partilhado durante as sessões de aconselhamento e testagem universais.

5). Para o Estado de Anambra, em particular, que se encontra no limiar de uma proposta de revisão da sua política estratégica contra o HIV/SIDA galopante no Estado:

- Organizar uma conferência de partes interessadas a nível estatal para gerar novos contributos (onde as recomendações da presente tese possam ser partilhadas).
- Criar um comité multissectorial e multidisciplinar para elaborar um projeto de proposta para um novo programa de luta contra o VIH/SIDA no Estado, no qual a política de aconselhamento e testagem universais (UCT) deve ser considerada prioritária.

A este respeito, o Estado de Anambra teria sido pioneiro de uma revolução centrada no cliente que outros Estados, a Nigéria e, de facto, a comunidade global em geral podem imitar.

6.3 Conclusão

Todos os três pressupostos políticos subjacentes ao modelo americano de VCT falharam no teste de hipóteses.

- Não existe uma relação significativa entre a frequência do fluxo de clientes nos centros de ATV e a população em risco do Estado de Anambra.
- Não existe uma relação causal direta entre o aconselhamento prestado nos centros de ATV no Estado de Anambra e a vontade do cliente de fazer o teste do VIH para determinar o seu estado serológico.
- Os clientes seropositivos aconselhados nos centros de ATV não alteram significativamente as suas atitudes e comportamentos para não infectarem outras pessoas com o vírus [a curto prazo].

Por conseguinte, a teoria da porta de entrada do ATV é invalidada. Por conseguinte, o centro de ATV é ineficaz e ineficiente como "porta de entrada" para os programas de luta contra o VIH/SIDA, como se pensa atualmente. Em vez disso, está a transmitir uma fuga de eficiência a todos os outros programas anti VIH/SIDA, exacerbando assim insidiosamente o impacto negativo do VIH/SIDA na sociedade, especialmente o impacto no desenvolvimento do capital humano.

Por conseguinte, é imperativo que a política de aconselhamento e testagem voluntária (VCT) seja radicalmente revista para uma política mais eficaz e eficiente de aconselhamento e testagem universal (UCT), consistente com as abordagens de saúde pública estabelecidas para combater uma epidemia e uma emergência nacional, que é o VIH/SIDA. Esta política de UCT atenuará grandemente o impacto negativo do VIH/SIDA na sociedade e poupará enormes recursos que estão a ser gastos em falsas actividades de controlo. Os recursos poupados serão melhor canalizados para outras necessidades de desenvolvimento do capital humano, especialmente na promoção de micro, pequenas e médias empresas (MPME). O potencial das MPME para transformar o nosso panorama de capital humano e reduzir a pobreza é notável, representando 97% das empresas no país e contribuindo para 75% do emprego nacional (Ochigbo, 2014:7).

SUGESTÕES PARA INVESTIGAÇÃO FUTURA

1). Esta tese, inspirando-se em David Easton, trouxe a Teoria das Portas de Entrada, habitualmente aplicada no sector da saúde, para o domicílio como instrumento de análise de rotina no domínio da Administração Pública. É necessário que os profissionais da Administração Pública se inspirem nesta tese, expandam e talvez aperfeiçoem ainda mais a Teoria das Portas de Entrada como instrumento de análise de rotina no terreno.

Um dos principais desafios com que a Nigéria se confronta no seu processo de desenvolvimento é a aparente incapacidade de gerir eficaz e eficientemente as suas instituições e processos de acesso. A extinta Electricity Corporation of Nigeria (ECN) e a National Electric Power Authority (NEPA) não conseguiram "fechar" com êxito o sector energético da Nigéria. Do mesmo modo, o recente pedido das universidades para a descentralização do processo de admissão à universidade na Nigéria tende a sugerir que o Joint Admission and Matriculation Board (JAMB) não está a "fechar" a admissão à universidade de forma eficaz e satisfatória para os nigerianos. No entanto, as instituições e os processos de acesso funcionam em alguns outros países, por exemplo, a Electricity Corporation of France.

Como desafio da Administração Pública, há necessidade de mais investigação em duas áreas relacionadas:

- A conveniência ou não de portais únicos, duplos, múltiplos e em cascata em muitos domínios importantes da vida nacional já mencionados, incluindo os tribunais formais e o acesso à justiça na Nigéria.
- Desenvolver estratégias administrativas inovadoras e de vanguarda, incluindo as melhores práticas para melhorar a eficiência de todas as instituições e processos de acesso na Nigéria.

2). Como se mostra na secção 2.1.2, o primeiro conjunto de casos de VIH/SIDA foi registado entre 1979 e 1981 nos Estados Unidos, entre homossexuais masculinos e UDI, especialmente nos eixos de Los Angeles e Nova Iorque. Uma das primeiras controvérsias sobre a origem do VIH (embora agora suprimida) é a alegação de que o VIH pode ter sido uma estirpe de vírus mutante subsequente de um laboratório de armas biológicas. É necessária mais investigação para investigar estes primeiros casos de VIH/SIDA, incluindo a aplicação da epidemiologia molecular para determinar se têm alguma ligação com os laboratórios de armas biológicas nos Estados Unidos.

Essa investigação será significativa nos seguintes aspectos:

- reabrir a busca genuína da verdadeira origem do surto de VIH/SIDA;
- aumentar o conhecimento e a compreensão da epidemiologia do VIH/SIDA;
- se for estabelecida qualquer ligação com a fuga de material biológico, reorientar a atenção para os perigos que os programas de armas biológicas representam para a humanidade e, eventualmente, sensibilizar e mobilizar esforços concertados para o desmantelamento dos programas de armas biológicas e químicas conexas.

3). A secção 2.2.1 indica que o impacto real do VIH/SIDA é reduzido nos Estados Unidos e na América do Norte. Por conseguinte, em termos estritamente epidemiológicos e demográficos, o VIH/SIDA pode não ser visto como uma "verdadeira" emergência nacional nos Estados Unidos. No entanto, o Plano de Emergência Presidencial dos Estados Unidos para o Alívio da SIDA (PEPFAR) confere ao Presidente dos Estados Unidos poderes unilaterais, incondicionais e discricionários para tomar medidas contra o VIH/SIDA, incluindo a afetação de despesas para o financiamento de programas de VIH/SIDA noutros países. Isto permitiu que os EUA fossem o maior doador individual para programas de VIH/SIDA em todo o mundo. É necessária mais investigação para estudar o PEPFAR mais de perto, a fim de descobrir novos conhecimentos, incluindo a possibilidade da sua replicação noutras áreas de necessidade premente na ajuda ao desenvolvimento, não só para os Estados Unidos, mas também para a comunidade de doadores em geral.

4). Os Estados Unidos são o maior doador que financia o programa de controlo do VIH/SIDA na Nigéria, tal como em muitos outros países. Mas também é o maior beneficiário das oportunidades de negócio que emanam dos esforços de luta contra o VIH/SIDA de várias formas:

- Os cidadãos americanos constituem a maior parte dos consultores, peritos e funcionários principais das agências doadoras e parceiras envolvidas no trabalho relativo ao VIH/SIDA em todo o mundo.
- A maioria dos medicamentos anti-retrovirais (ARV), reagentes para testes de VIH e outros produtos relevantes, como os preservativos, utilizados na Nigéria passam pela cadeia de abastecimento controlada pelos Estados Unidos.

É necessária mais investigação para determinar, avaliar e comparar, tanto para os EUA como para a Nigéria, a entrada e a saída de recursos afectados às questões do VIH/SIDA, de modo a determinar os fluxos líquidos de recursos. O resultado dessa investigação pode ajudar tanto a Nigéria como os EUA a rever os termos do seu acordo de cooperação de modo a refletir uma verdadeira "assistência". No que respeita à Nigéria, em particular, permitir-lhe-á rever a sua política nacional em matéria de VIH/SIDA de modo a torná-la coerente com a política nacional de conteúdo local, bem como promover a investigação e o desenvolvimento no domínio das alternativas indígenas, o que, invariavelmente, desenvolverá a economia nacional.

REFERÊNCIAS

LIVROS

AAI-N (2004) Sexual Reproductive Health / HIV and AIDS Policy Environment in Nigeria. Challenges and Opportunities. Abuja: Action Aid International-Nigeria (AAI-N).

Aguilar I & Galbes H (2000) Enciclopédia de Saúde e Educação para a Família, Madrid: Editorial Safeliz. SL.

Anderson J S (2003) Public Policy Making. Nova Iorque: Houghton Mifflin Company.

Bartlett J G (1993) The Guide to Living with HIV Infection. Baltimore e Londres: The John Hopkins University Press.

Cobban A (1953) "Ethics and the Decline of Political Theory", In: Contemporary Thoughts: Issues in Scope, Value and Diretion. Editado por J. A. Gould e V. V. Thursby. Nova Iorque: Holt, Rinehart and Winston Inc.

Dror Y (1973) Public Policy Making Re-Examined. Londres: Leonard Hill Books.

Dye T R (1995) Understanding Public Policy. 8ª Edição. Englewood Cliffs: Prentice Hall.

Easton D (1951) "The Decline of Modern Political Theory". In: Contemporary Political Thoughts: Issues in Scope. Valor e Diretor. Editado por Political J.A. Gould e V.V. Thursby. Nova Iorque: Holt, Rinehart and Winston Inc.

Egonmwan J A (1991) Public Policy Analysis. Benin: S.M.O. Aka & Brothers Press.

Evans M (2004) Policy Transfer in Global Perspective. Aldreshot: Ashgate Publishing Ltd.

FHI (2004) Lifeline: Currículo da Escola Teológica sobre HIV/SIDA. Lagos: Family Health International (FHI).

FHI (2003) HIV/AIDS Care and Treatment. A Clinical Course for People Caring for Persons Living with HIV/AIDS (Um Curso Clínico para Pessoas que Cuidam de Pessoas Vivendo com HIV/SIDA). Arlington: Institute for HIV/AIDS/Family Health International (FHI).

HHO (2002) HIV/SIDA: O que fazer e saber. Onitsha: Organização de Saúde Humana (HHO).

Ingram H M e Mann D E (1980) "Policy Failure: An Issue Mering Analysis in California". In: Why Policies Succeed or Fail, Vol.8. Sage: Beverly Hills.

JHU (2011). O Manual de Perguntas e Respostas sobre o VIH/SIDA. Lagos: Centro de Programas de Comunicação, Universidade John Hopkins (JHU). Primeira impressão (2004); Reimpresso em 2011.

Kinghorn A, Steinberg M & Whiteside A (2001). 'Responding to the Socio-Economic Impact of HIV/AIDS'. In: HIV/AIDS Prevention and Care in Resource Constrained Settings:

A Handbook for the Design and Management of Programs. Editado por P.R. Lampty e D.G. Helene. Genebra: Family Health Int'l.

Majorne G (1989). Evidence, Argument and Persuasion in the Policy Process (Provas, Argumentos e Persuasão no Processo Político). Michigan: Yale University Publishers.

Obasi I N (1999). Metodologia de investigação em ciência política. Enugu: Academic Publishing Company.

Okoli F C (2004). Development Administration: Nature and Principles. Enugu: Agência de Promoção da Educação.

Perry J l & Kraemer K L (1992). 'Research Methodology in Public Administration: Issues and Patterns". In: Public Administration: The State of the Discipline. Editado por N. B. Lynn e A. Wildavsky. Chathan, NJ: Chathan House Pub. Inc.

TCoN-AC (2014) A Igreja da Comunhão Anglicana da Nigéria. Política Nacional de VIH/SIDA (junho) 2004. Abuja: Unidade de Prevenção e Cuidados do VIH/SIDA, Comunhão Anglicana da Igreja da Nigéria-TCoN-AC.

Varma S P (1975). Modern Political Theory. Sahibabad: Vikas Publishing House PVT Ltd.

JORNAIS

Aboki H (2010). Acelerar a prevenção do VIH nas comunidades rurais. *NACA*, Vol. I No 3, 2010. pp 7-10.

Abubakar A N e Abubakar T (2014) Counting the Cost of Policy Inconsistency in Nigeria: The Case of Privatization Policy. *Public Policy and Administration Research*, vol.3, No.4, 2014.

Agbo F (2010). Tracking the Flow of Resources and Expenditure for 'the HIV/AIDS Response in Nigeria. *NACA*, Vol. I No. 3. 2010. pp 12-14.

Aminu A A; Tella C M; e Mbaya P Y (2012). Formulação e implementação de políticas públicas na Nigéria. *Public Policy and Administration Research*, Vol.2, No.5, 2012. pp. 57-62.

Baral S (2007). Elevated Risk for HIV Infection Among MSM in Low and Middle- Income Countries, 2000-2006: A Systematic Review. *Plos Medicine*, Vol. 4, No. 12, 2007. p.339.

Beyer C (2010). The Expanding Epidemics of HIV Type 1 Among MSM in Low- and Middle-income Countries: Diversity and Consistency. *Epidemiological Review*, 32: 2010. pp. 137-145.

Chimienti S N (2012). Mais evidências de que o tenofovir leva à perda óssea. *Plos One* (29) 7: 2012, 32-45.

Cohen M S (2011). Prevenção da infeção pelo VIH com TARV precoce. *Jornal de Medicina de Nova Inglaterra*, 365. 2011, pp 493-505.

Coovadia H M & Hodingham J (2005). VIH/SIDA: Global Trends, Global Funds and Delivery Bottlenecks. *Global Health Journal*, n.º 1 de 2005. pp 13-17.

Davis K R e Weller S C (1999). The Effectiveness of Condoms in Reducing Heterosexual Transmission of HIV (A eficácia dos preservativos na redução da transmissão heterossexual do VIH). *Family Planning Perspective*, Vol. 31, No 6, 1999. pp 272-279.

Degenhardt L; Dierker L, Chiu W T, Medina-Mora M E *et al* (2010) Evaluating the Drug Use 'Gateway' Theory Using Cross- National Data: Consistência e Associação da Ordem de Início do Consumo de Drogas entre os Participantes nos Inquéritos Mundiais de Saúde Mental da OMS. *Dependência de Drogas e Álcool,* 1 de abril de 2010, 108 (1-2) pp 84-97.

Epstein H (2010). A matemática da parceria simultânea e do VIH: A Commentary on Lurie and Rosethal. *AIDS Behavior* 14: 2010, pp 29-30.

FHI (2000). Rede. Vol. 20. No. 3, 2000 Publicação Oficial de Saúde Reprodutiva de Adolescentes da Family Health International (FHI). Arlington: Virgínia, Estados Unidos da América.

Gelman B (2005). Global Fund Toughens Stance Against Corruption (Fundo Mundial reforça a posição contra a corrupção). *British Medical Journal*, No. 230: 2005, pp 45-46.

Ginzler J A, Cochran B N, Domenech-Rodríguez M, Cauce A M, Whitbeck L B (2003) Sequential Progression of Substance Use Among Homeless Youth: An Empirical Investigation of the Gateway Theory. *Substance Use and Abuse*. Vol. 38, no. 3-6, 2003. pp. 725-758.

Gloub A & Johnson B D (2002). The Misuse of the Gateway Theory in US Policy on Drug Abuse Control: A Secondary Analysis of the Muddled Deduction. *International Journal of Drug Policy* Vol. 3, Issue 1, maio de 2002. pp 5-19.

Hankins C (201 A). Overview of the Current State of the Epidemic (Visão geral do estado atual da epidemia). *Relatório atual sobre o VIH/SIDA*. Online 12 -04 - 2013.

Helmut A (2012). Dolutegravir é uma promessa. *Lancet.* No. 12. 2012, pp 111-116.

Hensen B (2011). Universal HIV Voluntary Testing in Antenatal Care Settings: A Review of the Contributions of Provider-Initiated Testing and Counseling (Uma análise das contribuições do teste e aconselhamento iniciados pelo prestador). *Tropical Medicine and International Health,* 27, 2011, pp. 80-89.

Ikechebelu J I (2004). Prevenção da transmissão do VIH de mãe para filho (PMTCT). *MEDZIK Journal. vol 6, No 1, agosto de 2004*. pp. 44-46.

Isazola-Licea J H (2009). Financing the Response to HIV in Low-Income and Middle-Income Countries [Financiamento da Resposta ao VIH em Países de Rendimento Baixo e Médio]. *Journal of AIDS*, Vo. 1. 2009: 1650-1661.

Kane R J & Yacoubin G S S (1999) Patterns of Drug Escalation Among Philadelphia Arrestees: An Assessment of the Gateway Theory. *Journal of Drug Issues*. Vol. 29, Número 1, inverno de 1999, pp 107-120. Resumo publicado no Serviço Nacional de Referência da Justiça Criminal (NC JR S) dos EUA, Gabinete de Programas de Justiça. NJC No. 1777025.

Keith H (2002). Financiamento de actividades relacionadas com o VIH a nível estatal: Is there a Better Way? *Journal of AIDS*, Vol. 15 No. 59, 2002. pp 516-525.

KenKel D, Mathios A D, Pacula R (2001). Economics of Youth Drug Use, Addiction and Gateway Effects. *Addiction Review, n.º* 96 (1) de 2001. pp 151-164.

Larie M N & Rosental S (2010). Concurrent Partnership as a Driver of the HIV Epidemics in Sub-Saharan Africa. *AIDS Behavior*; 14: 2010, pp17-24.

MEDIZIK (2004). Prevenção da Transmissão de Mãe para Filho (PTMF) do VIH/SIDA na Nigéria: Uma responsabilidade colectiva. Editorial. *Revista MEDIZIK* Vol. 6 No. 1. agosto de 2004.

Mosher F C (1956). Research in Public Administration: Some Notes and Suggestions. *Public Administration Review*, Vol. 16, 1956, pp 169-178.

Odenigbo A (2004). Nutrição e Infeção pelo VIH. *Revista MEDIZIK*. Vol. 6 No. 1 agosto de 2004. pp. 1-4.

Okeyo T M & Allen A K (1994). Influence of Widow Inheritance on the Epidemiology of AIDS in Africa (Influência da herança da viúva na epidemiologia da SIDA em África). *Jornal Africano de Prática Médica*, 1: 1994, pp 20-25.

Okoye O (2004). Prevenção da Transmissão de Mãe para Filho (PMCTCT) do VIH/SIDA na Nigéria: Uma responsabilidade colectiva. Comentários editoriais. *MEDIZIK Journal* Vol. 6, No. l, agosto, 2004. pp. iv-v.

Saka M J, Isiaka S B, Akande T M, *et al* (2012) "Reforma das políticas relacionadas com a saúde na Nigéria: Empirical Analysis of Health Policies Developed and Implemented Between 2001 and 2010 for Improved Sustainable Health and Development" [Análise empírica das políticas de saúde desenvolvidas e implementadas entre 2001 e 2010 para melhorar a saúde e o desenvolvimento sustentáveis]. *Jornal de Administração Pública e Investigação de Políticas*. Vol. 4(3) abril de 2012. pp. 50-55.

Tanser F (2011). Effect of Concurrent Sexual Partnership on Rate of New HIV Infections in a High Prevalence Rural South Africa Population: A Cohort Study. *Lancet* 378:247-255.

Tarter R E, Vanyukov M, Kirisci L, Reynolds M, e Clark DB (2006) ' Predictors of Marijuana Use in Adolescents Before and After Licit Drug Use: Examination of the Gateway

Hypothesis". *American Journal of Psychiatry*, Vol. 63 No. 12, dezembro de 2006 pp. 2138

Twum E (2013) Can Policy Adoption and Transfer Lead to Policy Implementation? *Journal of Public Administration and Policy Research,* Vol.5 (4), agosto de 2013, pp.86-94.

Uwizeyimana D E e Maphunye K (2014). A Administração Pública Global em Mudança e as suas Implicações Teóricas e Práticas para África. *Jornal de Administração Pública e Investigação de Políticas*. Vol.6 (4) Out.2014. pp. 90 - 101.

Van Gundy K e Rebellon C (2010) A Life-Course Perspective on the Gateway Hypothesis. *Journal of Health and Social Behavior* 2010 Sep; 51(3):244-59.

VanyuKov M M, Tarter R E, Kirillova G P, Kirisci L, *et al* (2012). Responsabilidade comum à dependência e "Hipótese do Portal": Perspetiva Teórica, Empírica e Evolutiva. Revisão da Dependência de Álcool e Drogas, 2012 Jun;123 Suppl 1(Suppl 1): pp 3-17

PUBLICAÇÕES GOVERNAMENTAIS / OFICIAIS

ANSG (2006). *Leis da Saúde Pública de 2006*. Leis de Saúde Pública e Legislação Subsidiária (Regras de Saúde Pública. Cap. 11 Vol. VI) Leis do Estado de Anambra da Nigéria. (Lei n.º 3).

ANSACA (2012). *Ficha informativa trimestral sobre VIH/SIDA do Estado de Anambra*. Trimestre 3 (julho-setembro de 2012). Awka: Agência de Controlo da SIDA do Estado de Anambra (ANSACA).

ANSACA (2012 b) *Avaliação da Epidemia Local de VIH/SIDA. Mapeamento das populações de maior risco (MARPs) 2012*. Awka: Agência de Controlo da SIDA do Estado de Anambra (ANSACA).

ANSG (2013) Governo do Estado de Anambra: Calendário Oficial de 2013. Awka: Impressora do Governo do Estado.

AN-SEEDS (2007) Estado de Anambra da Nigéria. Estratégia de Desenvolvimento e Capacitação Económica do Estado (SEEDS). 2ª Edição. Awka: Impressora do Governo do Estado.

CDC (2005) 'HIV and Its Transmission'. Fact Sheets. Divisão de Prevenção do VIH/SIDA, Centro Nacional de Controlo de Doenças (CDC). http://www.CDC-NCHSTP-Division/factsheetHIV.

FHI (2002). Acordo de cooperação nº HRN-A-00-97-00017-00. (Contém todas as intervenções no domínio do VIH/SIDA no âmbito do projeto IMPACT da USAID/FHI para a Nigéria. Os subacordos específicos com cada agência de execução (IA) são celebrados nos termos deste acordo de cooperação "mãe"). Family Health International (FHI).

FMoH (2010) Relatório Técnico 2010, Inquérito Sentinela Nacional de Sero-Prevalência do VIH entre Mulheres Grávidas que Frequentam Clínicas Pré-Natais na Nigéria. Abuja: Departamento de Saúde Pública, Programa Nacional de Controlo da SIDA/DST. Ministério Federal da Saúde (FMoH).

FMoH (2004) Relatório Técnico 2003. Inquérito Sentinela Nacional de Sero-Prevalência do VIH entre Mulheres Grávidas que Frequentam Clínicas Pré-Natais na Nigéria. Abuja: Departamento de Saúde Pública, Programa Nacional de Controlo da SIDA/DST. Ministério Federal da Saúde (FMoH).

FMoH (2003) Training Manual on HIV/AIDS Voluntary Counselling and Testing Services in Nigeria. Lagos: Ministério Federal da Saúde (FMoH).

FMoH (2003b) National Guidelines for HIV/AIDS Voluntary Counselling & Testing. Lagos: Ministério Federal da Saúde (FMoH).

FMoH (2001) Care for People Living with HIV/AIDS. A Manual for Care Providers (Manual para Prestadores de Cuidados). Abuja: Ministério Federal da Saúde (FMoH).

FMoH (1992) National HIV Sero-Prevalence Sentinel Survey 1991. Relatório técnico. Departamento de Saúde Pública, Programa Nacional de Controlo da SIDA/DST. Abuja: Fed. Min. da Saúde (FMoH).

FMoH (1991) Relatório Técnico: 1991 National HIV Sero-Prevalence Sentinel Survey. Abuja: Ministério Federal da Saúde (FMoH).

FRN (2006) Approved Scheme of Service for Local Government Employees in Nigeria. Quarta edição revista (2006). Abuja: Ministério dos Assuntos Intergovernamentais.

Grubb L, Perriens J & Schwartlander B (2003) A Public Health Approach to ART Treatment: Overcoming Constraints. Genebra: OMS.

Ijezie J N (1999) The Present Drug Situation in HIV/AIDS Management in Nigeria. Awka: Programa de Controlo da SIDA do Estado de Anambra.

Ijezie J N (1995) Preventing AIDS, HIV & STDs. Documento oficial do Ministério da Saúde e da Segurança Social do Estado de Anambra. Awka: Programa estatal de controlo da SIDA.

Kanki P (2001), 'Historical Isolation of the HIV Virus and 20 Years of Global Response to the HIV Virus' (Isolamento histórico do vírus VIH e 20 anos de resposta global ao vírus VIH). In: Report of the Ministerial Press Briefing on Latest HIV Results & Commemoration of the 20th Year of the Isolation of the HIV Virus. Abuja: FMoH. pp 9-31.

NACA (2009) Política Nacional sobre VIH/SIDA. Abuja: Agência Nacional de Controlo da SIDA (NACA).

NACA (2003) Política Nacional sobre o VIH/SIDA 2003. Abuja: Comité Nacional de Ação sobre a SIDA (NACA).

NACA (2002) Plano de Ação de Emergência para o VIH/SIDA (HEAP). Abuja: Comité Nacional de Ação contra a SIDA (NACA).

Ndalolo A (2001). 'Briefing de Imprensa Ministerial'. In: Report of the Ministerial Press Briefing on Latest HIV Result & Commemoration of the 20th Year of Isolation of the HIV Virus. Abuja: FMoH. pp 6-9.

NIDA (2006) Nicotine Craving and Heavy Smoking May Contribute to Increase Use of Cocaine and Heroin. NIDA NOTES, outubro de 2006. Instituto Nacional de Abuso de Drogas (NIDA), Departamento de Saúde e Serviços Humanos dos EUA.

NPC (2004) National Economic Empowerment and Development Strategy (NEEDS)-Nigeria. Abuja. Comissão Nacional de Planeamento (CNP).

NPC (2003) Nigeria 2003 Demographic and Health Survey. Folha de factos. Abuja: Comissão Nacional de Planeamento (NPC).

NPHCDA (2007) National Protocols for HIV Counselling and Testing at Primary Health Care Level (Protocolos nacionais para aconselhamento e teste do VIH ao nível dos cuidados de saúde primários). Abuja: Agência Nacional de Desenvolvimento dos Cuidados de Saúde Primários (NPHCDA).

NSUDH (2013). Resultados do Inquérito Nacional sobre Consumo de Drogas e Saúde de 2012: Resumo das conclusões nacionais. [Administração dos Serviços de Abuso de Substâncias e Saúde Mental]. Série NSDUH 14-16. Publicação HHS n.º (SMA) 13-4795. Rockville, MD: Administração de Serviços de Abuso de Substâncias e Saúde Mental, 2013 pp. 28-29.

ONUSIDA (2011) Plano Global para a Eliminação de Novas Infecções por VIH. Genebra: Programa Conjunto das Nações Unidas sobre o VIH/SIDA (ONUSIDA).

ONUSIDA (2010) Relatório Global. Relatório da ONUSIDA sobre a epidemia mundial de SIDA 2010. Genebra: ONUSIDA.

ONUSIDA (2010b) Chegar a Zero: Estratégia 2011-2015. Programa Conjunto das Nações Unidas sobre VIH/SIDA. Genebra: ONUSIDA.

UNAIDS (2002) Reports of the Global HIV/AIDS Epidemic. Genebra: UNAIDS.

UNAIDS (2009). Atualização da epidemia de SIDA 2009. Genebra: Programa Conjunto das Nações Unidas sobre VIH/SIDA (ONUSIDA) e Organização Mundial de Saúde (OMS).

PNUD (2005) Relatório de Desenvolvimento Humano, Nigéria 2004. VIH e SIDA: Um desafio ao desenvolvimento humano sustentável. Washington DC: Programa das Nações Unidas para o Desenvolvimento (PNUD).

USDH & HS (2005). O ciclo de vida do VIH. In: Health Information for Patients. Um serviço do Departamento de Saúde e Serviços Humanos dos EUA (USDH & HS).

US NHAS (2010). Estratégia Nacional para o VIH/SIDA 2010. Washington D.C.: Casa Branca.

OMS (2011). Estratégia global do sector da saúde para o VIH/SIDA: 2011-2015. Genebra: Organização Mundial da Saúde (OMS).

OMS (2007). Guidance on Provider-Initiated HIV Testing and Counselling in Health Facilities (Orientações sobre Testagem e Aconselhamento sobre o VIH Iniciado pelo Provedor em Estabelecimentos de Saúde). Genebra: OMS.

OMS (2005). Scaling-Up TIIV Testing and Counselling Services. Um conjunto de ferramentas para gestores de programas. Genebra: Organização Mundial de Saúde (OMS). Por cooperação conjunta da OMS, ONUSIDA, International HIV/AIDS Alliance; e Dentsche Gese//schaft Fur Technische Zusammenarbeit (GTZ) Gmbtt.

OMS (1994) Source Book for HIV/AIDS Counselling Training. Relatório n.º OMS/GPA/TCO/HCS/94.9. Genebra: Organização Mundial de Saúde (OMS).

REVISTAS, JORNAIS E OUTRAS PUBLICAÇÕES EM SÉRIE

Akinloye B (2014) 'US to Screening Nigerian Students for Virus'. *Punch*. 31 de agosto de 2014 p5.

Akpabio P (2013) "Estou a ser pressionado por mulheres seropositivas que querem que eu case com elas". Life Style. *The Nation*. 19 de outubro de 2013, pp 44-45.

Chikwe A (2014) "Hepatitis B: Taming the Silent Killer" [Domar o assassino silencioso]. Saúde e bem-estar. *Sol diário*. Qui. 31 de julho de 2014. pp. 25-27.

Chikwe A & Onyekachi J (2014) ' Hepatite: A doença que destrói o fígado". Saúde e bem-estar. *Diário do Sol*. Qui. 27 de março de 2014. pp 25, 30.

Daily Sun (2014) 'UK: Homem preso por infetar parceiro com o vírus HIV' *Daily Sun*. Terça-feira, 2 de setembro de 2014, p. 15.

Daily Sun (2014(b)) "Ébola: Ogun coloca em alerta vermelho os profissionais de saúde das zonas fronteiriças". *Daily Sun*. Quinta-feira, 31 de julho de 2014 pp13.

Editorial do Daily Sun (2013) 'Intervenção presidencial sobre o VIH/SIDA'. Comentário do Daily Sun. *Diário do Sol*, Sex. 26 de julho de 2013, p.19.

Dike C (1987) 'Some Problems of Policy Making'. *The Statesman*. 31 de outubro de 1987.

GhAIN (2007) 'GHAIN fornece arte a 11.000 clientes'. In: *GhAINing Ground*, um Boletim Informativo da Iniciativa Global contra o HIV/SIDA na Nigéria (GHAIN). abril de 2007.

GhAIN (2007(b)) 'O Presidente da Nigéria dá o exemplo, vai para o aconselhamento e teste do VIH'. *GhAINing Ground*. Um boletim informativo da Iniciativa Global VIH/SIDA da Nigéria (GhAIN). Abuja: GhAIN. abril de 2007.

GhAIN (2007(c)) 'SWAAN Helps Young Women Quit Sex Work in Anambra' *GhAINing Ground*. Um boletim informativo da Iniciativa Global contra o VIH/SIDA na Nigéria (GhAIN). abril de 2007.

GhAIN (2007(d)) 'FHI Builds Capacity of Support Group to Mobilize Resources'. *GhAINing Ground*. Um Boletim Informativo da Iniciativa Global do HIV/SIDA na Nigéria (GhAIN). setembro de 2007.

GhAIN (2007(e)) 'Nigerian Church Expands HIV/AIDS Programs'. *GhAINing Ground*. Um Boletim Informativo da Iniciativa Global VIH/SIDA da Nigéria (GhAIN). setembro de 2007.

GhAIN (2005) 'Antiretroviral Therapy Gives New Hope to People Living With AIDS'. *GhAINing Ground*. Um boletim informativo da Iniciativa Global VIH/SIDA da Nigéria (GhAIN). julho de 2005.

Gillette R (1987). SIDA: Uma avaliação global. Soviéticos sugerem fugas experimentais nos EUA
Criou a epidemia de SIDA. *Los Angeles Times*, 9 de agosto de 1987.

Iyatse G (2013) 'Solution to Cancer Requires Mass Action, Says Medical Expert'. *The Guardian*. Qui. 5 de dezembro de 2013. p. 35.

Kaiser H J (2006) "Scientists Confirm That HIV Originated in Wild Chimpanzees, Study Says" [Cientistas confirmam que o VIH teve origem em chimpanzés selvagens, segundo um estudo]. *THE BODY*: The Complete HIV/AIDS Resource. 3/9/2007. http://www.thebody.com/kaiser/2006/may26/hiv-chimpanzees.html.

Muanya C (2014) 'NACA Refutes Report on Rise in HIV Infections, Deaths'. *The Guardian*. Quinta-feira, 26 de junho de 2014. p 40.

Muanya C (2014 b) 'NIMR Probes Drug-Resistant HIV, Malaria with US Grant'. *The Guardian*. Qui. 26 de junho de 2014 p.42.

Muanya C (2014 c) WHO Alerts Over Rising Cases of Untreatable Malaria, HIV, T B, Gonorrhea, Others" [A OMS alerta para o aumento de casos de malária não tratável, VIH, tuberculose, gonorreia e outros]. *The Guardian*. Quinta-feira. 26 de junho de 2014. p.89.

Muanya C (2013) 'US Funds Over 80% of Nigeria's Free AIDS Treatment Program'. *The Guardian*, quinta-feira, 15 de agosto de 2013. p 40.

Muanya C (2013 b) "Mobilizar recursos locais para acabar com o VIH/SIDA até 2030". *The Guardian*. Quinta-feira, 19 de dezembro de 2013 pp37, 45.

Muanya C (2013 c) 'Researchers Close in on Natural Cures for HIV'. *The Guardian*. Qui. 5 de dezembro de 2013. pp.33, 45.

Muanya C (2012). Jonathan, UNICEF, WHO Target Universal Treatment for Women, Children HIV/AIDS" (Jonathan, UNICEF e OMS visam o tratamento universal do VIH/SIDA para mulheres e crianças), *The Guardian*, quinta-feira, 6 de dezembro de 2012.

Nwanosike O (2014) 'Ebola Scare: Anambra proíbe a entrada de cadáveres no exterior". *The Nation*. Sat. 2 de agosto de 2014. p.2.

Ochigbo F (2014) 'MSMEs Contribute 75 Percent of National Employment' (As MPMEs contribuem com 75% do emprego nacional). *The Nation*. 23 de novembro de 2014. p7.

Odiogor H (2014) "Os EUA colocam 100 pessoas em quarentena devido à DVE". *Vanguard*. Sexta-feira, 3 de outubro de 2014. p.53.

Odiogor H (2014 b) 'Ebola: Liberia to Prosecute Duncan' *Vanguard*. Sexta-feira, 3 de outubro de 2014 pp53.

Ogundipe S (2012) "Global Fund Sacks Inspetor General" *Vanguard,* terça-feira, 20 de novembro, pp. 55, 57.

Osemwengie B (2014) "Ébola: Vendedores de carne de animais selvagens fecham lojas no Benim". *The Nation*. Sábado, 2 de agosto de 2014. p.2.

Salyer D (2002) 'A Look Back at the History of AIDS in the US'. *THE BODY*: The Complete HIV/AIDS Resource. 3/9/2007. https://www.thebody.com/article/look-back-history-aids-u-s
Ver também: http://www/thebody.com/asp/june0l/lazarus.html.

The Guardian (2010) "Crises de confiança no financiamento do VIH/SIDA na África Subsariana". Editorial do Guardian. *The Guardian,* 15 de abril de 2010.

Umeha C (2013) 'HIV/AIDS: A Nigéria precisa de 171,84 mil milhões de euros em 2014". *Daily Newswatch*. Quinta-feira, 7 de março de 2013 pp 49-50.

Umukoro A (2014) "Double Victims: Nigerians Turned Into Social Outcasts by Ebola". *Sunday Punch*. 14 de dezembro de 2014. pp. 24-25.

Vanguard (2014) "A infeção pelo VIH na Nigéria diminuiu 35%". *Vanguard*. Sexta-feira, 18 de julho de 2014, p. 47.

MIMEÓGRAFOS / OBRAS INÉDITAS

Adewole I E (2004). 'Prevention of Mother to Child Transmission of HIV' (Prevenção da transmissão do VIH de mãe para filho). Documento apresentado numa Oficina de Formação para Prestadores de Cuidados de Saúde sobre Aconselhamento sobre VIH/SIDA em Kakanfo Inn, Ibadan, de 27 de junho a 4 de julho de 2004. Auspícios da AUSAID/FHI.

Agene P U (2012) 'As Nações Unidas e os desafios do VIH/SIDA na África Subsariana (1999 - 2010)'. Documento do Seminário de Doutoramento apresentado ao Departamento de Administração Pública e Governo Local, Universidade da Nigéria, Nsukka. agosto de 2012.

Ezeaku O E (2006) 'A Study on the Knowledge, Attitude and Practice of Voluntary Counselling and Testing for HIV Among Pregnant. Mulheres grávidas no Hospital Iyienu, Ogidi, Estado de Anambra". Tese de Mestrado em Saúde Pública (MPH). Departamento de Medicina Comunitária, Faculdade de Ciências da Saúde, Universidade Estadual de Imo, Owerri.

Faweya O (2004) 'Factos Básicos sobre o VIH/SIDA na Nigéria'. Documento apresentado numa Oficina de Formação para Prestadores de Cuidados de Saúde sobre Aconselhamento sobre VIH/SIDA em Kakanfo Inn, Ibadan, de 27 de junho a 4 de julho de 2004. Auspícios da USAID/FH1.

Muanya C (2013) 'US Funds Over 80% of Nigeria's Free AIDS Treatment Program'. *The Guardian*, quinta-feira, 15 de agosto de 2013. p 40.

FHI (2005) "Relatórios de Viagem 2004. Relatório de Inspecções dos Centros de ATV no Estado de Anambra". Gabinete do Responsável Técnico - VCT. Gabinete de Campo da FHI - Anambra.

FHI (2004) 'Facts About HIV/AIDS' (Factos sobre o VIH/SIDA). Documento de Posição Oficial Apresentado numa Oficina de Formação para Prestadores de Cuidados de Saúde sobre Aconselhamento sobre VIH/SIDA em Kakanfo Inn, Ibadan, de 27 de junho a 4 de julho de 2004. Auspícios da USAID/FHI.

FHI (2004 b) 'What is Counseling'? Documento de Posição Oficial Apresentado numa Oficina de Formação para Prestadores de Cuidados de Saúde sobre Aconselhamento sobre VIH/SIDA em Kakanfo Inn, Ibadan, de 27 de junho a 4 de julho de 2004. Auspícios da USAID/FHI.

FHI (2004 c) 'An Emerging Consensus on HIV Counselling and Testing'. Arlington, VA: Family Health International (FHI). http://www.fhi.org/VCT/consensus.htm.

Obiano E C (2004) The Role of Primary Health Care System in HIV/AIDS Control in Nigeria. Documento apresentado num seminário para o pessoal de saúde sénior dos governos locais no Estado de Anambra. Organizado pela Comissão de Serviços da Administração Local do Estado de Anambra, realizado em Ogidi, Idemili North LGA do Estado de Anambra, de 13 a 15 de abril de 2004.

Sangiwa G (2004) 'Setting Up General VCT Services and VCT in the Context of MTCT'. Um documento apresentado numa Oficina de Formação para Prestadores de Cuidados de Saúde sobre Aconselhamento sobre VIH/SIDA em Kakanfo Inn, Ibadan, de 27 de junho a 4 de julho de 2004. Auspícios da USAID/FHI.

CONFERÊNCIAS, SIMPÓSIOS

Akin-Jimoh *et al* (2004) 'Establishing a VCT Center for Young People: The Critical Steps'. In: Livro de Resumos, 4ª Conferência Nacional sobre HIV/SIDA na Nigéria. The National Response: Investigação, realizações e desafios futuros. 2-5 de maio de 2004. Abuja: NACA. pp 43 - 44.

Akinyemi S *et al* (2004) 'Effects of Peer to Peer Education on Mobile Population'. In: Livro de Resumos. 4ª Conferência Nacional sobre VIH/SIDA na Nigéria. A Resposta Nacional: Investigação, realizações e desafios futuros. 2-5 de maio de 2004. Abuja: NACA.

Chijioke C P *et al* (2004) 'Experiência clínica com extrato fraccionado de folha de Neem (IRAB) na infeção por VIH'. Livro de Resumos. Conferência Nacional sobre o VIH/SIDA na Nigéria. A Resposta Nacional: Investigação, realizações e desafios futuros. 2-5 de maio de 2004. Abuja: NACA.

Ikechebelu J I, Ugboaja J O *et al* (2004) 'Prevalence of HIV Infection Among Various Risk Groups in South-East Nigeria'. Livro de Resumos. Conferência Científica de 2009 da Associação Médica Nigeriana, realizada a 31 de julho de 2009 no Auditório St. Cletus, Nnewi. p 54.

Onoja A *et al* (2004). Seroprevalence and Incidence Among Commercial Sex Workers in Three Major Nigerian Cities" [Seroprevalência e Incidência entre Profissionais do Sexo em Três Grandes Cidades Nigerianas]. In: Livros de Resumos. 4ª Conferência Nacional sobre VIH/SIDA na Nigéria. A Resposta Nacional: Investigação, realizações e desafios futuros. 2-5 de maio de 2004. Abuja: NACA. p.43.

Oluwagbemiga J, Atobatele A O e Adedayo A O (2004) 'Sexuality Education in the Church Influences Secondary Abstinence' In: Livro de Resumos. 4ª Conferência Nacional sobre VIH/SIDA na Nigéria. The National Response: Research Achievements and Future Challenges. 2-5 de maio de 2004. Abuja: NACA.

Ugboaja J O, Monago E N e Nwosu B O (2009) 'Awareness of HIV, Sexual Practice and Condom Use Among Secondary School Students in Nnewi, S/E Nigeria'. Livro de Resumos. 2009 Scientific Confab of the Nigerian Medical Association, Realizado a 31 de julho de 2009 no Auditório St. Cletus, Nnewi. p 66.

Ugboaja J O *et al* (2009) 'Attitude of Nnewi Pregnant Women to Routine HIV Screening in Pregnancy' (Atitude das mulheres grávidas de Nnewi em relação ao rastreio de rotina do VIH durante a gravidez). Livro de Resumos. Conferência Científica de 2009 da Associação Médica Nigeriana, realizada a 31 de julho de 2009 no Auditório St. Cletus, Nnewi. p.56.

MATERIAIS INTERNET NÃO CATEGORIZADOS

Alum G (2011). O Exame Unificado de Matrícula Terciária e os seus prós e contras. https://nigeriancommentaries.blpgspot.com/2011/02/unified-tertiary-matriculation.html.

DrugWarFacts.Org.(2014). Teoria da porta de entrada: Artigos de investigação. http://www.drugwarfacts.org/cms/gateway-theory#syhash.30niattC2.DPBS.

Freudenrich C (2007) "Teoria da dor com controlo de porta". In: Como funciona a dor. Direitos de autor: @ 2007 How Stuff Works. http://www.Scienee.howstuffworks.com/life/inside-the-mind/hunun-brain/pain4.htm.

MySchoolnewz.com (2014). O pós-UTME. http://www.myschoolnewz.com/forum2-theme-816035xhtml?tema=2461

Nkwopara C (2007) Nigéria: Clérigo apela a um sistema de partido zero. *VANGUARD*, 21 de maio de 2007. http://allafrica.com/stories/200705210082.html.

REVLEFT (2014). O sistema de partido zero - uma teoria política http://www.revleft.com/vb/zero-party-system-t6351/index.html? s=944

Wikipédia (2014) Objectivos de Desenvolvimento do Milénio. From *Wikipedia*, the Free Encyclopedia. http://en-wikipedia.org/wiki/Millenium- Objectivos de Desenvolvimento
Acedido em 18/9/2014 às 14.50 WAT.

Wikipédia (2014). Teoria da droga da porta de entrada. Da *Wikipédia, a Enciclopédia Livre*. http://en.wikipedia.org/wiki/Gateway-drug-theory.
Acedido em 2/9/2014 às 09.20 WAT.

APÊNDICES

Apêndice 1: Mapa da Nigéria que mostra o Estado de Anambra

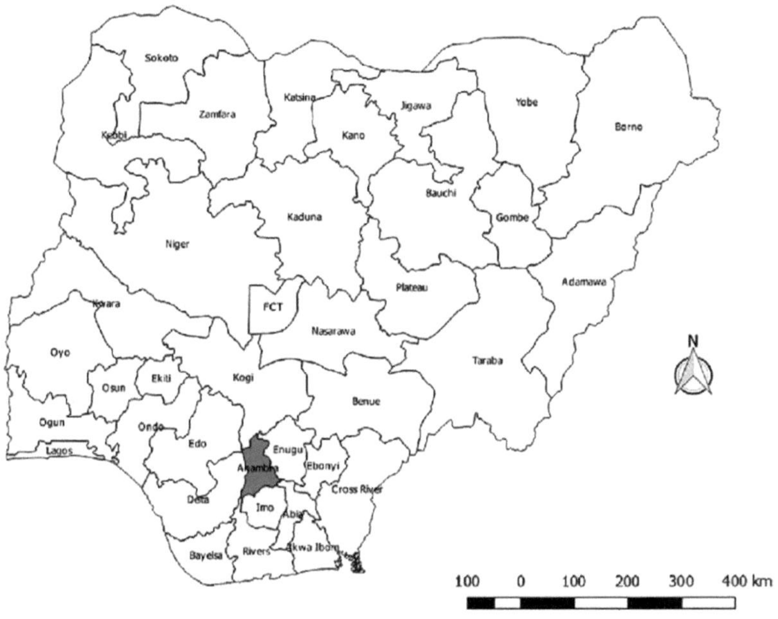

Apêndice 2: **Mapa do Estado de Anambra com 21 áreas de governo local**

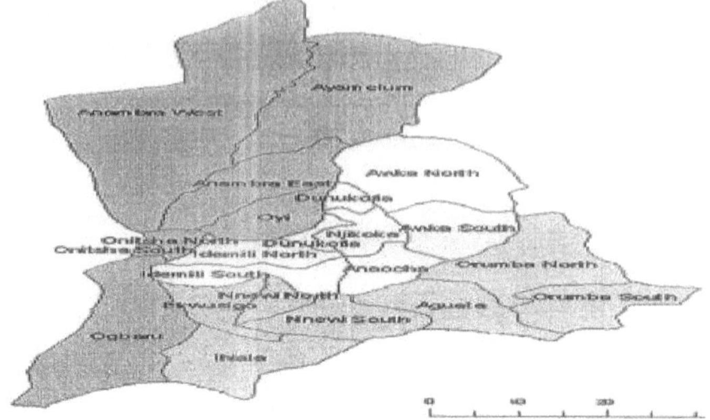

120

Apêndice 3 : LGAs e comunidades no Estado de Anambra

Zona Senatorial Norte de Anambra	Zona Senatorial Central de Anambra	Zona Senatorial de Anambra Sul
ANAMBRA LESTE LGA	ANAOCHA LGA	AGUATA LGA
Aguleri	Adazi-Ani	Achina
Enugwu Aguleri	Adazi-Enu	Agulu-Ezechukwu
Enugwuotu Aguleri	Adazi-Nnukwu	Akpo
Ezi Agulutotu	Agulu	Amesi
Igbariam	Aguluzigbo	Ekwulobia
Ikem-Ifite Nando	Akwaeze	Ezinifite
Nando	Ichida	Igbo-Ukwu
Mkpunando	Neni (Hqtrs)	Ikenga
Nsugbe	Nri	Isuofia
Umueri	Obeledu	Nkpologwu
Umuoba Anam		Oraeri
	AWKA NORTE LGA	Uga
ANAMBRA OESTE LGA	Achalla (Hqtrs)	Umuchu
Ezi Anam	Amansea	Umuona
Ifite Anam	Amanuke	
Inoma	Awba Ofemili	EKWUSIGO LGA
Nzam (Hqtrs)	Ebenebe	Ichi
Olumbanasa	Isu-Aniocha	Ihembosi
Ama-Etiti	Mgbakwu	Oraifite
Ukwala	Ugbene	Ozubulu (Hqtrs)
Umueze Anam	Ugbenu	
Umuenwelum Anam	Urum	IHIALA LGA
Owelle		Azia
	AWKA SOUTH LGA	Amorka
AYAMELUM LGA	Amawbia (Hqtrs)	Ihiala (Hqtrs)
Anaku (Hqtrs)	Awka	Iseke
Ifite Ogwari	Ezinato	Lilu
Igbakwu	Isiagu	Mbosi
Omasi	Mbaukwu	Okija
Omor	Nibo	Orsumoghu
Umueje	Nise	Ubuluisuzor
Umuerum	Okpuno	Uli
Umumbo	Umuawulu	
		NNEWI SUL LGA
ONITSHA NORTE LGA	DUNUKOFIA LGA	Akwaihedi
Onitsha (Hqtrs)	Ifitedunu	Amichi
	Nawgu	Azigbo
ONITSHA SUL LGA	Ukpo (Hqtrs)	Ebenador
Fegge (Hqtrs)	Ukwulu	Ekwulumili
	Umudioka	Ezinifite
OGBARU LGA	Umunachi	Osumenyi
Atani (Hqtrs)		Ukpor (Hqtrs)
Akili-Ogidi	IDEMILI NORTE LGA	Unubi
Akili-Ozizor	Abacha	Utuh
Amiyi	Abatete	
Mputu	Eziowelle	NNEWI NORTE LGA
Obeagwe	Ideani	Nnewi (Hqtrs)

Ochuche Umuodu	Nkpor	
Odekpe	Obosi	ORUMBA NORTH LGA
Ogbakuba	Ogidi (Hqtrs)	Ajali (Hqtrs)
Ogwuaniocha		Amaetiti
Ogwu-Ikpele		Amaokpala
Ohita	IDEMILI SUL LGA	Awgbu
Okpoko	Akwaukwu	Awa
Ossomala	Alor	Nanka
Umunankwo	Awka-Etiti	Ndikelionwu
Umuzu	Nnobi	Ndiokolo
	Nnokwa	Ndiokpalaeke
OYI LGA	Oba	Ndiokpalaeze
Awkuzu	Ojoto (Hqtrs)	Ndiowu
Nkwele Ezunaka		Ndiukwuenu
Nteje (Hqtrs)	NJIKOKA LGA	Oko
Ogbunike	Abagana (Hqtrs)	Okpeze
Umunnya	Abba	Omogho
	Enugwu-Agidi	Ufuma
	Enugwu-Ukwu	
	Nawfia	ORUMBA SOUTH LGA
	Nimo	Agbudu
		Akpu
		Enugu-Umuonyia
		Eziagu
		Ezira
		Branco
		Isulo
		Nawkija
		Nkerefi
		Ogboji
		Onneh
		Owerre-Ezukala
		Umuomaku
		Umunze (Hqtrs)

Apêndice 4: Modelo de questionário administrado a clientes seropositivos

Questionário

- O objetivo deste questionário é obter informações sobre atitudes relevantes para a prevenção e o controlo do VIH/SIDA.
- Destina-se apenas a fins académicos.
- A identidade (nome, morada e fotografia) do inquirido não é exigida. Assim, a privacidade, a confidencialidade e o anonimato dos inquiridos são assegurados

Por favor, responda de forma factual e correta às seguintes perguntas.

Parte 1

Sexo: Masculino [ ] Feminino [ ]
Estado civil: Solteiro [ ] Casado [ ] Viúvo [ ] Outros Especificar_____________
Idade: ______________ anos
Nível de ensino mais elevado/obtido

Nenhum [ ] FSLC [ ] WASC/GCE O/L/ NABTEB [ ] GCE A/L, OND [ ] HND/B.Sc./B.A e superior [ ]

Profissão:

Estudante, desempregado [ ] Funcionário público [ ] Comerciante [ ] Artesão [ ] Empresário [ ]

Parte II

1. Revelou o seu estado de VIH ao seu cônjuge ou padrão? Sim [ ] Não [ ]

2. (a) Abstém-se totalmente de sexo? Sim [ ] Não [ ]

   (b) Em caso negativo, usa preservativo correta e consistentemente durante as relações sexuais? Sim [ ] Não [ ]

3. (a) Qual dos seguintes instrumentos/equipamentos possui? Máquina de cortar [ ] Pau de barbear [ ] Escova de cabelo [ ] Corta-unhas [ ] Kit de manicura/pedicura [ ]

   (b) Partilha a utilização do seu instrumento/equipamento com os seus familiares e amigos? Sim [ ] Não [ ]

Apêndice 5: Amostra da lista de verificação resumida para recolher o comportamento pós-VCT de 150 PVCHS selecionadas

S/N.º de PVVS	Revelação do estado de VIH ao cônjuge/parceiro		Abstinência sexual / Uso consistente de preservativos		Utilização personalizada de utensílios que libertam sangue	
1	Sim		Não		Sim	
2	Não		Sim		Não	
3	Sim		Não		Sim	
4	Não		Sim		Não	
.						
.						
.						
.						
147						
148						
149						
150						
Total	Sim	Não	Sim	Não	Sim	Não

Anexo 6: Certificação do investigador como gestor do controlo do VIH/SIDA

OGBARU LOCAL GOVERNMENT

Telegrams:
Telephone:
Your Ref ....
Our Ref OGBLG/PHC/17/38......
(All correspondence to be addressed to the Chairman)

LOCAL GOVERNMENT OFFICE
P. M. B. 1525
ATANI

January 21, 2004.......19.....

ATTESTATION

It is hereby attested that Mr. Emmanuel Chukwuma Obiano is a Health Officer and while deployed to the Health Department of Ogbaru Local Government served under me, and held the portfolio of HIV/AIDS Control Manager during the period 1993 to 1997.

Thanks.

D. T. Menyiah (Mrs.)
HOD (Health)/ PHC Coordinator
Ogbaru Local Govt.

Apêndice 7: Certificação do investigador como coordenador dos CSP

GOVERNMENT OF ANAMBRA STATE OF NIGERIA

LOCAL GOVERNMENT SERVICE COMMISSION

P.M.B. 5044,AWKA 048-553133

OUR REF: ANS/LGSC/PER/P./2349/ DATE: 26th January,2003.

ATTESTATION

RE: MR. E. C. OBIANO

It is hereby certified that OBIANO, Emmanuel Chukwuma is a staff of this Commission currently deployed to Anaocha Local Government in the capacity of Head of Department (Health) / Primary Health Care Co-ordinator.

C. E. Nwabuagwah
H.R.M.,
for: Secretary
Local Government Service Commission,
Awka.

Anexo 8: Nomeação de um investigador como responsável técnico: VCT [VIH/SIDA] no Projeto IMPACT da USAID/FHI, desenvolvido para cobrir o Gabinete de Campo da FHI em Anambra

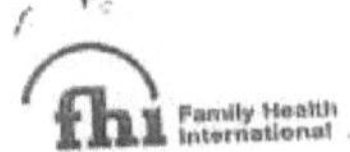

Country Office for Nigeria
18, Temple Road,
Ikoyi, Lagos, Nigeria
Tel: 234-1-2670361
Fax: 234-1-2600021
Website: www.fhi.org

May 13, 2004

Mr. B. C. Obiano
C/o Dr. C.J. Okoye
Anambra Field Office
Awka
Anambra State

Dear Mr. Obiano:

LETTER OF OFFER OF EMPLOYMENT

I refer to your application for employment and subsequent interview. I am pleased to inform you that you have been offered the position of Technical Officer, Voluntary Counselling and Testing (VCT) at our Anambra Field Office on a fixed-term contract, which terminates at the end of September 2004. The annual remuneration package is based on the USAID Local Compensation Plan for Nigeria. Accordingly, you have been placed on Grade FSN 10 Step 1, which breaks down as follows:

Basic	=	1,704,323.00
Housing	=	256,110.00
Vacation	=	170,432.00
Meals and Transport	=	165,160.00
Miscellaneous	=	510,393.00
Bonus	=	142,027.00
TOTAL	=	2,948,445.00

You are solely responsible for all income tax-related issues with the relevant tax authorities. You are therefore advised to communicate your appointment to the tax office for necessary information.

Your official working hours will be 40 hours per week – 07:30 to 16:00, Monday through Friday with 30 minutes lunch break. You will be entitled to twenty-six (26) working days annual leave after completion of 12 consecutive months of work or by special approval from the Country Director.

Apêndice 8b:

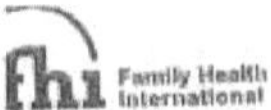

Medical allowance is provided for staff, spouse and children to the tune of N58,100.00 per annum only. In addition, medical insurance is provided for coverage for on-the-job accidents. Details are contained in the Personnel Policies Handbook.

Your probation period is three months. Either party may terminate the contract in writing upon two weeks' notice. All other terms and conditions of this contract may be viewed in the FHI personnel policies.

I wish to emphasise that this appointment is one of trust and we expect your total dedication to the success of the Project.

Please respond as soon as possible to indicate whether you accept this offer or not by signing and dating both copies of this letter and returning one to us at your earliest convenience. The additional copy is for your records.

Congratulations and welcome to FHI/Nigeria. We look forward to a good working relationship with you.

Yours sincerely

Dr. Olufemi Oke
Country Director

AGREED:

....
SIGNATURE

E. C. OBIANO
....
NAME

18-05-2004
....
DATE

Anexo 9: Certificação USAID/FHI do investigador como conselheiro de ATV [VIH/SIDA] com formação na Nigéria

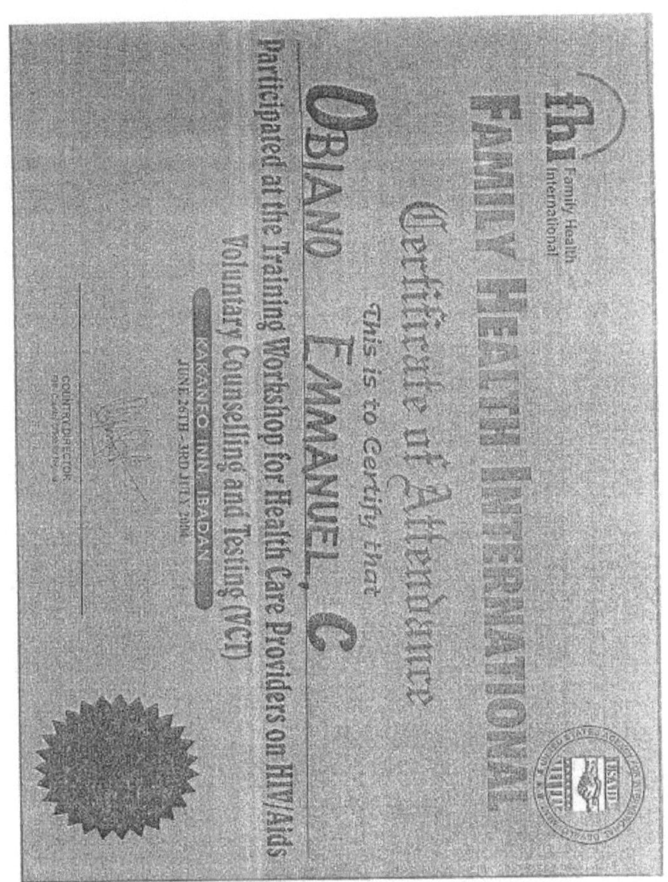

fhi Family Health International

FAMILY HEALTH INTERNATIONAL

Certificate of Attendance

This is to Certify that

OBIANO EMMANUEL, C

Participated at the Training Workshop for Health Care Providers on HIV/Aids Voluntary Counselling and Testing (VCT)

KAKANFO INN, IBADAN

JUNE 26TH - 3RD JULY

COUNTRY DIRECTOR

USAID

Apêndice 10: Contratação de um investigador como consultor de VCT [VIH/SIDA] para o projeto IMPACT da USAID/FHI

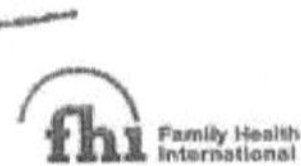

16 October 2004

Mr. Emmanuel Obiano
FHI Anambra Field Office
Awka
Anambra State

Reference: FCO# 195
MR. EMMANUEL OBIANO – VCT CONSULTANT

Dear Mr. Obiano,

Family Health International (FHI) would like to obtain your professional services as a consultant. The services required are detailed in the following Scope of Work, or in the attached Scope of Work (Attachment B): The effective date of this consultant agreement is October 1, 2004. The services required shall be performed in Nigeria (Abuja and several states)

Dr. James Ross is the Project Monitor responsible for your consultancy. He will contact you to authorize any and all work assignments including specific tasks and dates. No work is authorized under this agreement until this contact is made and specific direction is provided.

This consultancy is approved for up to 45 days at a rate of ₦6,555 (Six Thousand Five Hundred and Fifty-Five Naira) per day. It is required that an FHI Consultant Invoice (form enclosed) documenting days/hours worked be completed to receive payment for your services. Other terms of this Agreement are in Attachment A, Consultancy Agreement Terms, which are incorporated herein by reference.

Domestic travel costs will be provided by FHI in accordance with the applicable funding source regulations of your consultancy and with FHI/Nigeria policy on domestic travel. This Agreement must be executed prior to release of travel documents and/or advances. The FHI Project Monitor will coordinate your travel arrangements requiring an overnight stay or airline travel. Travel expense reports along with related receipts and invoices are required to support travel costs.

For your convenience enclosed are FHI's Consultancy Invoice, Travel Expense Report Forms, Trip Report Format and Consultant Payment Data Form. Submit a Consultancy Invoice to the FHI Technical/Project Monitor upon completion of your consultancy services or on a monthly basis for a long-term consultancy. Submit Travel Expense Report and Trip Report (if required) along with your Consultancy Invoice to the FHI Technical/Project Monitor.

Apêndice 10b

If you are in agreement with the terms of this Consultancy Agreement, please sign and date both copies of this Agreement below and return one to James Ross at the FHI/Nigeria Abuja office at your earliest convenience. The additional copy is for your records.

Sincerely,

James L. Ross, Ph.D.
Chief of Party

Consultant Certification (check one box and complete as requested):

☐ My United States (US) Social Security number is ______________________. Payment for my services is subject to U.S. taxation. My mailing address for required tax reporting is:

____
____
____
____

☐ I have been issued a US Social Security number. However, payment for my services will not be subject to U.S. taxation as I am not and will not be, on this assignment, working in the United States. I am a permanent resident of______________________(country).

☑ I do not have a US Social Security number and during this assignment, I will not be working in the U.S. I am a resident of Nigeria (country).

ACCEPTANCE SIGNATURE:

______________________ 02-11-2004

CC: Dr. James Ross, FHI Technical/Project Manager

Attachment(s): Attachment A, Consultancy Agreement Terms
Attachment B, Scope of Work

Enclosures: Consultancy Invoice, Travel Expense Report Form

Apêndice 11 Lista de verificação sumária das respostas de 150 inquiridos-PLWHAs sobre atitudes e comportamentos pós-VCT para não infetar outros com VIH.

S/Nº de inquiridos	Revelação do estado de VIH ao cônjuge ou parceiro		Abstinência sexual / Uso correto e consistente do preservativo		Utilização personalizada do utensílio para recolha de sangue	
	Sim	Não	Sim	Não	Sim	Não
1.	Sim		Sim		Sim	
2.	Sim			Não	Sim	
3.	Sim		Sim		Sim	
4.	Sim		Sim		Sim	
5.		Não	Sim			Não
6.	Sim		Sim		Sim	
7.	Sim		Sim		Sim	
8.	Sim		Sim		Sim	
9.	Sim			Não	Sim	
10.	Sim		Sim		Sim	
11.	Sim		Sim		Sim	
12.	Sim		Sim		Sim	
13.	Sim		Sim		Sim	
14.	Sim		Sim			Não
15.	Sim		Sim		Sim	
16.	Sim		Sim		Sim	
17.	Sim		Sim		Sim	
18.	Sim		Sim		Sim	
19.	Sim		Sim		Sim	
20.	Sim		Sim			Não
21.	Sim		Sim		Sim	
22.	Sim		Sim		Sim	
23.	Sim		Sim		Sim	
24.		Não		Não	Sim	
25.	Sim		Sim		Sim	
26.	Sim		Sim		Sim	
27.	Sim		Sim			Não
28.	Sim		Sim		Sim	
29.	Sim		Sim		Sim	
30.	Sim		Sim		Sim	
31.	Sim		Sim		Sim	
32.	Sim			Não	Sim	
33.	Sim		Sim		Sim	
34.	Sim		Sim			Não
35.	Sim		Sim		Sim	
36.	Sim		Sim		Sim	
37.		Não	Sim		Sim	
38.	Sim		Sim		Sim	
39.	Sim		Sim		Sim	
40.	Sim		Sim		Sim	

41.	Sim		Sim			Não
42.	Sim		Sim		Sim	
43.	Sim			Não	Sim	
44.	Sim		Sim		Sim	
45.	Sim		Sim		Sim	
46.	Sim		Sim		Sim	
47.	Sim		Sim		Sim	
48.	Sim		Sim		Sim	
49.	Sim		Sim			Não
50.	Sim		Sim		Sim	
51.	Sim		Sim		Sim	
52.	Sim		Sim		Sim	
53.	Sim		Sim		Sim	
54.	Sim		Sim		Sim	
55.		Não	Sim			Não
56.	Sim		Sim		Sim	
57.	Sim		Sim		Sim	
58.	Sim		Sim		Sim	
59.	Sim		Sim		Sim	
60.	Sim			Não	Sim	
61.	Sim		Sim		Sim	
62.	Sim		Sim		Sim	
63.	Sim		Sim		Sim	
64.	Sim		Sim			Não
65.	Sim		Sim		Sim	
66.	Sim		Sim		Sim	
67.	Sim		Sim			Não
68.	Sim		Sim		Sim	
69.	Sim		Sim		Sim	
70.	Sim		Sim		Sim	
71.	Sim		Sim		Sim	
72.		Não		Não	Sim	
73.	Sim		Sim		Sim	
74.	Sim		Sim		Sim	
75.	Sim		Sim		Sim	
76.	Sim		Sim			Não
77.	Sim		Sim		Sim	
78.	Sim		Sim		Sim	
79.	Sim		Sim		Sim	
80.	Sim		Sim		Sim	
81.		Não	Sim		Sim	
82.	Sim		Sim		Sim	
83.	Sim		Sim			Não
84.	Sim		Sim		Sim	
85.	Sim		Sim		Sim	
86.	Sim		Sim		Sim	

87.	Sim			Não	Sim	
88.	Sim		Sim		Sim	
89.	Sim		Sim		Sim	
90.	Sim		Sim		Sim	
91.	Sim		Sim		Sim	
92.	Sim		Sim		Sim	
93.		Não	Sim		Sim	
94.	Sim		Sim		Sim	
95.	Sim		Sim			Não
96.	Sim		Sim		Sim	
97.	Sim		Sim		Sim	
98.	Sim			Não	Sim	
99.	Sim		Sim		Sim	
100.	Sim		Sim			Não
101.	Sim		Sim		Sim	
102.	Sim		Sim		Sim	
103.	Sim		Sim		Sim	
104.	Sim		Sim		Sim	
105.		Não	Sim			Não
106.	Sim		Sim		Sim	
107.	Sim		Sim		Sim	
108.	Sim			Não	Sim	
109.	Sim		Sim		Sim	
110.	Sim		Sim		Sim	
111.	Sim		Sim		Sim	
112.	Sim		Sim			Não
113.	Sim		Sim		Sim	
114.	Sim		Sim		Sim	
115.	Sim		Sim		Sim	
116.	Sim		Sim		Sim	
117.	Sim			Não	Sim	
118.	Sim		Sim		Sim	
119.	Sim		Sim		Sim	
120.	Sim		Sim			Não
121.	Sim		Sim		Sim	
122.		Não		Não	Sim	
123.	Sim		Sim		Sim	
124.	Sim		Sim		Sim	
125.	Sim		Sim			Não
126.	Sim		Sim		Sim	
127.	Sim		Sim		Sim	
128.	Sim		Sim		Sim	
129.	Sim		Sim		Sim	
130.	Sim		Sim		Sim	
131.	Sim		Sim		Sim	
132.	Sim		Sim		Sim	

133.	Sim			Não	Sim	
134.	Sim		Sim			Não
135.	Sim		Sim		Sim	
136.	Sim		Sim		Sim	
137.	Sim		Sim		Sim	
138.	Sim		Sim		Sim	
139.	Sim		Sim		Sim	
140.	Sim		Sim		Sim	
141.		Não	Sim			Não
142.	Sim		Sim		Sim	
143.	Sim		Sim		Sim	
144.	Sim		Sim		Sim	
145.	Sim		Sim		Sim	
146.	Sim		Sim		Sim	
147.	Sim			Não	Sim	
148.	Sim		Sim		Sim	
149.	Sim		Sim		Sim	
150.	Sim		Sim			Não
Total	140 (93.33%)	10 (6.66%)	136 (90.66%)	14 (9.40%)	129 (86%)	21 (14%)

Apêndice 12: Certificado de registo do investigador como membro do Conselho de Registo de Oficiais de Saúde Ambiental da Nigéria

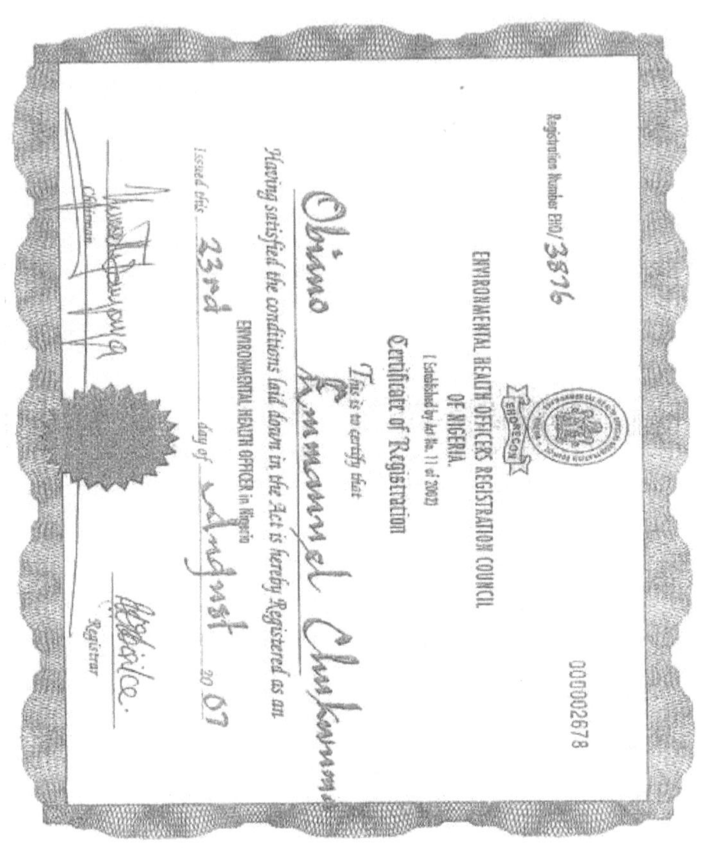

Registration Number EHO/3876

000002678

ENVIRONMENTAL HEALTH OFFICERS REGISTRATION COUNCIL
OF NIGERIA.
(Established by Act No. 11 of 2002)

Certificate of Registration

This is to certify that

Obiano Emmanuel Chukwum[illegible]

Having satisfied the conditions laid down in the Act is hereby Registered as an
ENVIRONMENTAL HEALTH OFFICER in Nigeria

Issued this 23rd day of August 20 07

Chairman

Registrar

Apêndice 13: Certificado que comprova que o investigador é detentor de um selo profissional do Conselho de Registo de Oficiais de Saúde Ambiental da Nigéria

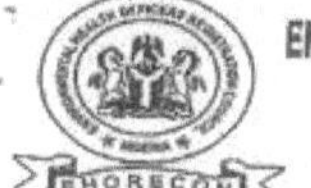

ENVIRONMENTAL HEALTH OFFICERS REGISTRATION COUNCIL OF NIGERIA

Established by Act No. 11 of 2002

Registrar: Augustine O. Ebisike, Tel: 08036070009

ADDRESS:
No. 17 Kinshasa Street, Off Sudan Street, Wuse Zone 6,
P. M. B. 627 Garki, Abuja, 900001
Tel: 09-2907258; 09-7817290
Visit us @ www.ehorecon-ng.org
Contact: ehorecon-ng.org, ehorecon@yahoo.co.uk

EHO/3876/60

31st December 2013

Mr. Obiano Emmanuel C
Supanova Consult Ltd
7 Grace of God Plaza, Aroma Junction
Awka, Anambra State

Sir,

ISSUANCE AND USE OF COUNCIL PROFESSIONAL PRACTICE SEAL

I am directed to refer to your application on the above subject matter and convey the Council's approval for the issuance of the Council's Environmental Health Professional Practice seal to you.

2. Find enclosed the seal issued in your name and professional identity for use in documents and correspondences requiring seal as demonstrated below.

3. Furthermore, you are to note that the seal is issued based on your integrity, professional competence and good standing with the Council. The Council may be constrained to withdraw the seal according to the provisions of the attached Guidelines on the Issuance of Professional Practice Seal, any time you go contrary to the ethics and practice regulations of the profession.

4. While congratulating you on this new feat, accept sir, the assurances of the Council's esteem regards.

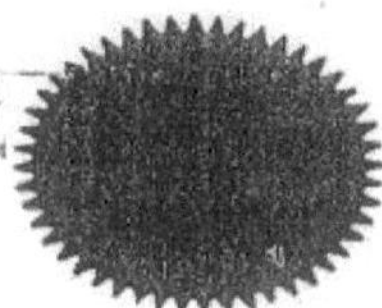

Abonyi, Dominic O.
Head Registration Ethics & Standards Enforcement
for: Registrar/CEO

Apêndice 14: Lista de doenças de declaração obrigatória na Nigéria, incluindo o VIH/SIDA. Válido em 29th janeiro, 2015

HEALTH FACILITY LEVEL
ROUTINE MONTHLY NOTIFICATION F

Health Facility: ____________ LGA: ____________ State: ____________

Month [ ] Year [ ]

NON - COMMUNICABLE DISE

ame and Designation of Reporting Officer ____________ Signature ____________

Source: Epidemiological Unit

Department of Primary Health Care & Disease Control

State Ministry of Health

Awka.

Apêndice 15 : Lista de estabelecimentos de saúde no Estado de Anambra que prestam serviços de ATV e outros serviços de VIH/SIDA

LGA	Instalações	ART E	PMTCT	VCT
Aguata	Hospital Geral de Ekwulobia	Sim	Sim	Sim
	PHC Aguata			Sim
	Organização de Prestadores de Cuidados			Sim
	PHC Ifite Igboukwu			Sim
	PHC Obiuno Igboukwu			Sim
	Hospital Diocesano Anglicano de Aguata Umunze			Sim
	PHC Ezinifite (Aguata)			Sim
Anambra Leste	PHC Ifite Aguleri			Sim
	Escola Superior de Educação Nwafor Orizu Nsugbe			Sim
	Modelo PHC Nsugbe			Sim
	PHC Umuoba Anam			Sim
	MCH/PHC Otuocha			Sim
Anambra Ocidental	Centro de Saúde de Mmiata			Sim
	Centro de Saúde de Oram-Etiti			Sim
	PHC Nzam			Sim
Anaocha	Hospital St. Joseph Adazi-Nnukwu	Sim	Sim	Sim
	PHC Agulu			Sim
	Centro de Saúde Adazi-Nnukwu			Sim
	Umubani Neni PHC		Sim	Sim
	Ichida PHC		Sim	Sim
	Centro de Saúde de Akwaeze		Sim	Sim
	Amatutu CHC		Sim	Sim
	Adazi Ani PHC		Sim	Sim
	Centro de Saúde Integral Neni	Sim	Sim	Sim
Awka Norte	PHC Mgbakwu			Sim
	PHC Ebenebe			Sim
	PHC Ugbenu			Sim
	PHC Achalla			Sim
Awka Sul	Hospital Geral (Amaku) Awka	Sim	Sim	Sim
	Hospital Regina Caeli Awka		Sim	Sim
	Nibo PHC		Sim	Sim
	Nworah Hilltop Hospital Amawbia			Sim
	Sefton Specialist Hosp. & Maternity Awka			Sim
	PHC Umuokpu Awka		Sim	Sim
	Centro Médico Unizik			Sim
	Nise PHC		Sim	Sim
	Centro de Saúde de Okpuno		Sim	Sim
	PHC Isiagu		Sim	Sim
Ayamelum	PHC Anaku			Sim

	PHC Omor			Sim
	PHC Ifiteogwari			Sim
Dunukofia	PHC Ukpo			Sim
	PHC Awka Ifitedunu			Sim
	Hospital do Coração Imaculado Umudioka			Sim
	PHC Ozzuh Umunachi			Sim
	Centro de Saúde Integral Ukpo	Sim	Sim	Sim
Ekwusigo	Hospital Conjunto de Ozubulu			Sim
	PHC Egbema Ozubulu		Sim	Sim
	PHC Ichi		Sim	Sim
	PHC Awor Oraifite			Sim
	PHC Ihembosi			Sim
	Centro de saúde modelo Ihiteoha Ihualor		Sim	Sim
	Centro de Saúde de Referência de Ozubulu		Sim	Sim
	CSP de Irefi Oraifite		Sim	Sim
Idemili Norte	Hospital do Coração Imaculado Nkpor	Sim	Sim	Sim
	Hospital Iyi-Enu Ogidi		Sim	Sim
	SMI/PHC Ogidi			Sim
	PHC Nsukwu Abatete			Sim
	PHC Eziowelle		Sim	Sim
	CSP de Odida Abatete		Sim	Sim
	PHC de Ideani		Sim	Sim
	Centro de Saúde Básico de Umuoji		Sim	Sim
	Centro de Saúde de Oraukwu		Sim	Sim
Idemili Sul	Centro de Trauma Oba	Sim	Sim	Sim
	Saharah Hospital Oba			Sim
	PHC Ebenesi Nnobi			Sim
	PHC Awka-Etiti			Sim
	Hospital Católico de Fátima Awka Etiti			Sim
	PHC Ojoto Uno			Sim
Ihiala	Hospital Nossa Senhora de Lourdes Ihiala	Sim	Sim	Sim
	PHC Eziani Ihiala			Sim
	PHC Okija			Sim
	PHC Ogboro			Sim
Njikoka	Hospital Geral de Enugwu-Ukwu		Sim	Sim
	PHC Abagana			Sim
	PHC Nawfia			Sim
	PHC Nimo			Sim
	UNTH CHC Abagana			Sim
Nnewi Norte	NAUTH, Nnewi	Sim	Sim	Sim
	Hospital Diocesano de Nnewi		Sim	Sim
	PHC Ezekwabor			Sim
	PHC Edoji Uruagu			Sim
	Organização Mulheres Carinhosas			Sim

Nnewi Sul	PHC Ezinifite			Sim
	PHC Osumenyi			Sim
	Hospital Geral de Ukpor			Sim
	Hospital Diocesano de Amichi			Sim
Ogbaru	Hospital Lumen Christy Ogbaru			Sim
	Hospital Edmund Ogbaru			Sim
	Nwobi Memorial Hosp.			Sim
	Centro de saúde de Iyiowa Odekpe		Sim	Sim
	Hospital Multicare Atani			Sim
	Okpoko 1 PHC		Sim	Sim
	Centro de Saúde de Ochuche		Sim	Sim
	Atani PHC		Sim	Sim
	Centro de Saúde de Osomala		Sim	Sim
Onitsha Norte	Hospital do Santo Rosário de Onitsha	Sim	Sim	Sim
	Hospital Geral de Onitsha	Sim	Sim	Sim
	Hospital St. Charles Boromeo	Sim	Sim	Sim
	Organização Save the World			Sim
	Centro de Saúde Básico, Court Road, Onitsha			Sim
	RushGreen Hospital Onitsha	Sim	Sim	Sim
Onitsha Sul	Modelo PHC Odakpu		Sim	Sim
	Igreja Anglicana de São João PHC Fegge			Sim
Orumba Norte	Hospital Comunitário de Oko		Sim	Sim
	PHC Amaokpala			Sim
	Centro Médico Politécnico de Oko			Sim
	PHC Ndikelionwu			Sim
Orumba Sul	PHC Akpu			Sim
	Hospital do Coração Imaculado Umunze			Sim
	CHC/PHC Lomu			Sim
Oyi	CHC Umunya	Sim	Sim	Sim
	Isaac Chira Memorial Hosp. Awkuzu			Sim
	PHC Ogbunike			Sim
	PHC Nteje			Sim
	PHC Nkewelle			Sim
	PHC Awkuzu			Sim
	Total	**14**	**45**	**117**

Fonte: Diretório de instalações que prestam serviços de VIH no Estado de Anambra. Agência de Controlo da SIDA do Estado de Anambra (ANSACA)

(ART = Terapia antirretroviral; PMTCT = Prevenção da transmissão de mãe para filho; VCT = Aconselhamento e teste voluntários).

Apêndice 16: Anúncio de emprego que funde finanças e administração numa só

Departamento e subjugação da administração pública à contabilidade

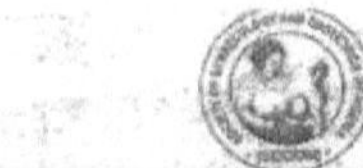

SOCIETY OF GYNAECOLOGY AND OBSTETRICS OF NIGERIA (SOGON)

VACANCY ANNOUNCEMENT

SOGON is a Professional Association of Gynaecologists and Obstetricians working for the improvement of health of women in Nigeria. More information on SOGON is available from the website - www.sogon.org. Vacancies exist in the following positions:

1. PROGRAMME MANAGER – Abuja (1 position)

The Programme Manager will assist the Principal Officers of the Association in the implementation of new and on-going Projects. S/he shall on behalf of the Secretary General supervise the secretariat staff of the organization. S/he shall also assist SOGON in proposal development and sourcing for new project opportunities.

Qualifications: A Post-Graduate degree in either of Public Health, Health Policy, Project Management, Epidemiology, or other health related discipline is required. The job holder must have a minimum of 3-years' experience working at the National level in a developing country. Previous experience in managing projects is required for this position. S/he must be excellent in project planning, management with knowledge of monitoring and evaluation. A proof of strong interpersonal and negotiating skills as well as report writing and presentation skills is essential. Previous experience within a donor funding environment will be an added advantage.

Salary: Negotiable but within prevailing range in the country

2. INFORMATION TECHNOLOGY/DATA OFFICER – Abuja (1 position)

The IT/Data Officer will collect, update and keep membership data. S/he shall collect (both routine and survey) data to be used to monitor and evaluate project activities, outcomes and impact. The Job holder will provide support for the IT services and library of the Association.

Qualifications: A Graduate degree in any of the following - Computer science, statistics, Library Science or other related discipline is required for this position. A minimum of 3-year working experience is needed. S/he must have excellent knowledge and use of computer soft-wares, particularly Excel, Epi-Info or STATA. S/he should also be experienced in management of web site. Previous experience within a donor funding environment will be an added advantage.

Salary: Negotiable but within prevailing range in the country

3. ADMINISTRATIVE AND FINANCE OFFICER – Abuja (1 position)

The Administrative and Finance Officer will provide direct support to the Secretariat in the smooth running of the daily administrative and financial transactions of the Association. S/he shall also provide operational support to all SOGON programmes and projects.

Qualifications: HND or BSC in Accounts or Banking and Finance or Business Admin or related field, with a minimum of two years project management experience. Previous experience in budgeting, knowledge of computer and database tools, facilitation and coordination skills is required for this position. S/he must have strong administrative and interpersonal skills as well as the ability to work with minimal supervision. Previous experience within a donor funding environment will be an added advantage.

Salary: Negotiable but within prevailing range in the country

4. PROGRAMME OFFICER – Ebonyi and Kogi State (2 positions)

The Project Officer will provide project operation and office support to ensure smooth running of all programmatic functions of SOGON in the states. S/he will assist with drafting, editing, proofreading of technical materials and reports of program activities. S/he will work collaboratively with other project team members to ensure necessary project planning, resource mobilization and management.

Qualifications: A degree in Project Management, Public Health, Health Policy, Epidemiology, or other health related discipline is required. Previous experience in working and/or managing donor funded projects will be of advantage.

Salary: Negotiable but within prevailing range in the country

5. ADMINISTRATIVE AND FINANCE ASSISTANT – Abuja, Ebonyi and Kogi State (3 positions)

The Administrative and Finance Assistant will serve as back-up support to the Administrative and Finance Officer in the headquarter and Programme Officer in the States. S/he will provide logistic and office support functions. S/he must be computer literate. S/he must be pleasant, courteous and professional. Should have excellent interpersonal and communication skills

Qualifications: A degree or National Diploma in Admin, office management, Accounts or any discipline in the social science. Candidate should have at least 2 years post NYSC experience.

Salary: Negotiable but within prevailing range in the country

MODE OF APPLICATION

Interested candidates should submit (by attachment) letter of application and a CV with subject title indicating Position and preferred location, to email address info@sogon.org. The application should be addressed to the undersigned. All applications must be received by Monday, 26th January, 2015. Shortlisted candidates will be invited for interview thereafter with a view to engaging the best candidates who will be expected to resume duty as soon as possible.

Secretary General
SOGON

Anexo 17: 2nd Anúncio de emprego que subjuga a administração pública à contabilidade

THE GUARDIAN www.ngrguardiannews.com

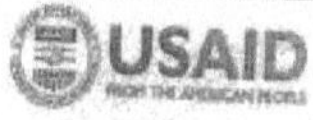

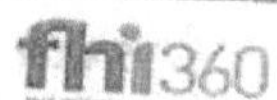

JOB VACANCY

FHI 360 is a nonprofit human development organization dedicated to improving lives in lasting ways by advancing integrated, locally driven solutions. Our staff includes experts in Health, Education, Nutrition, Environment, Economic Development, Civil Society, Gender, Youth, Research and Technology– creating a unique mix of capabilities to address today's interrelated development challenges. FHI 360 serves more than 60 countries, all 50 U.S. states and all U.S. territories.

Malaria Action Program for State (MAPS) is one of the projects under FHI 360. MAPS focuses on supporting the development of infrastructure, resources, systems, and the technical and management capacities necessary for effective malaria control. The project is implemented by three partners and FHI 360 is the lead implementing partner. MAPS project is a five year project which took effect from October 1, 2010; the project recently secured a one year no-cost extension and would be rounding up by September 30, 2016. We are currently seeking qualified candidates for the positions of:

Position Title	Project	Contract Type	Location (s)
State Coordinator	MAPS	Full Term	Kebbi
Finance and Administrative Associate	MAPS	1 Year fixed term	Ebonyi

The State Coordinator (SC), under the supervision of the Program Implementation Director, will oversee state level activities of **Malaria Action Program for States (MAPS)**. In this regard the SC shall provide leadership for the State MAPS team and coordinate the activities of MAPS across all program thematic areas in the State. S/He will lead the development of MAPS State specific activity plans; drawing from the annual MAPS work plan and State malaria program operational plans: (i) provide up-to-date inputs to the annual planning processes of MAPS; (ii) coordinate the implementation of the State MAPS team activities; (iii) contribute to the development and review of technical documents, reports, and materials for state specific implementation; (iv) foster a harmonious relationship between MAPS and State level government, donor partners and non-state entities; (v) participate in technical meetings at state and national levels as determined by the Implementation Director to support state malaria programs; (vi) perform any other duties assigned by the Implementation Director. The State Coordinator will be expected to spend at least 15% of his/her time in the State Ministry of Health Department of Planning Research and Statistics (SMOH-DPRS), 5% at the National Malaria Elimination Program (NMEP) office, 30% at Local Government Area (LGA) providing oversight as required and 50% at the MAPS State office.

Minimum Recruitment Standards:

- A first degree in social, physical or health sciences
- A post graduate degree in relevant field will be a strong added advantage.
- Experience in health related work (especially malaria) or project management is essential
- A Minimum of 10 years post NYSC working experience in the relevant area with a minimum of 2 years managerial position at development sector with program.
- Experience working with government and donor funded program/development sector will be a strong added advantage
- Proficiency in Excel, Microsoft Word and Power Point required
- Good communication skills required

The Finance and Administrative Associate will discharge his/her assignment under the guidance of the State Coordinator. H/She will be responsible for accounting, finance, administrative and logistical services for the state office and ensure compliance with the contractual financial requirement of the project at state level; will supervise in the maintenance of an efficient records/storage of all office supplies; will prepare monthly financial report forms that accompanies executed sub roject documents; will prepare monthly reporting/budgets data entry into excel spreadsheets and automated Management Information to country office; will coordinate records of minutes of staff meetings and circulates same amongst the staff of the state.

Minimum Recruitment Standards:

- University degree or recognized equivalent
- Experience with administrative and secretarial skills
- Accounting skills is an added advantage
- Experience with large complex organization is required, familiarity with international NGOs preferred
- Knowledge of general office practices and administrative procedures.
- Knowledge of budget preparation and monitoring
- Excellent written, oral, interpersonal and organization skills.

Vacancy closes 10 days after this publication. For detailed information, please visit our international employment webpage at www.fhi360.org. FHI 360 has a competitive compensation package. Interested candidates may go to FHI 360's Career Center at www.fhi360.org/careers to register online, and to submit CV/resume. FHI 360 is an Equal Opportunity Employer.

Disclaimer: FHI 360 does not charge candidates a fee for a test or interview.

URGENT HOTEL VACANCIES

Sobre o autor

O Dr. Emmanuel Chukwuma Obiano é atualmente professor catedrático no Departamento de Ciências da Saúde Ambiental da Universidade Estatal de Taraba, Jalingo, Nigéria; membro da Faculdade de Pós-graduação em Saúde Ambiental da África Ocidental; e membro do Instituto de Gestão Estratégica da Nigéria.

O Dr. Obiano tem um doutoramento em Ciências da Saúde Ambiental; um doutoramento em Administração Pública; um mestrado em Saúde Pública; um mestrado em Assuntos Internacionais e Diplomacia; um mestrado em Ciência Política e um bacharelato em Saúde Ambiental.

O Dr. Obiano tem investigado extensivamente em Saúde Pública e publicou mais de 25 artigos em revistas, incluindo dois especificamente sobre o VIH/SIDA. Publicou também três livros, o último dos quais foi publicado em junho de 2024 pela ELIVA Press SRL, Chisinau, República da Moldávia, com o ISBN: 978-99993-1-926-3.

Antes de ingressar no mundo académico, o Dr. Obiano trabalhou extensivamente no sistema de saúde da Nigéria, com vários cargos relevantes para a gestão do VIH/SIDA, incluindo os cargos de Gestor de Acções de Controlo da SIDA; Coordenador de Cuidados de Saúde Primários; e Responsável Técnico, Aconselhamento e Testes Voluntários (VCT) do VIH/SIDA no Projeto IMPACT, financiado pela USAID, na Nigéria.

O Dr. Obiano é nigeriano, reside em Awka, no sudeste da Nigéria, é casado e tem filhos.

Sobre o livro

Este livro é uma tese de doutoramento bem sucedida apresentada à Universidade da Nigéria para a atribuição do grau de Doutor em Filosofia (PhD) em Administração Pública. Foram acrescentados pequenos ajustes e actualizações sem alterar as mensagens centrais do livro.

O livro avaliou a eficácia do modelo americano de política de Aconselhamento e Testagem Voluntária (ATV) no controlo do VIH/SIDA na Nigéria, utilizando o Estado de Anambra, no Sudeste da Nigéria, como estudo de caso. O estudo realça as limitações da transferência de políticas do Norte desenvolvido para o Sul em desenvolvimento.

O livro chama a atenção para os erros insidiosos da gestão estratégica das políticas que fizeram com que o VIH/SIDA continuasse a ser uma "epidemia sem fim" durante mais de 25 anos, o que constitui uma grave aberração na prática da saúde pública mundial. Por conseguinte, o livro propõe soluções para acelerar o fim do VIH/SIDA de modo a cumprir o Objetivo de Desenvolvimento Sustentável. O livro lança uma linha de vida a milhões de pessoas e famílias afectadas pelo VIH/SIDA e aos países em desenvolvimento "afogados" no fardo do VIH/SIDA.

Replicando o feito inovador de David Easton, o livro adoptou como quadro teórico a "Gateway Theory" comummente aplicada no controlo de estupefacientes, adaptou a teoria e, pela primeira vez, domiciliou a teoria como ferramenta de análise rotineira na tomada de decisões estratégicas na Administração Pública e em todos os sectores.

A leitura deste livro oferece o privilégio especial de uma "visão binocular" a partir da análise empírica de um académico fervoroso e do conhecimento e experiência recônditos de um profissional prático na resposta a epidemias.

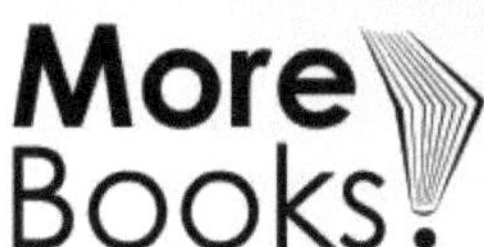

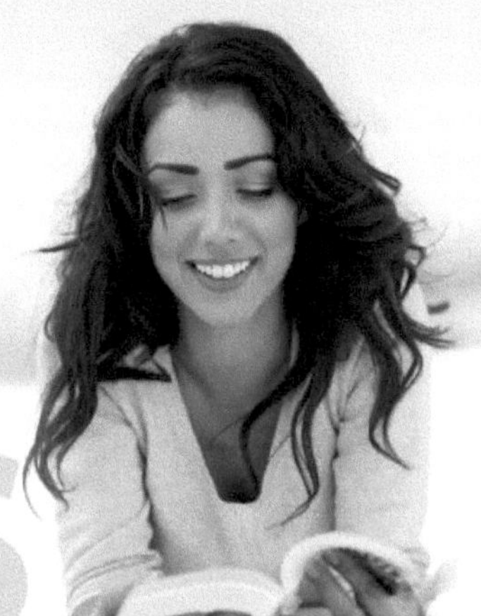

yes

I want morebooks!

Buy your books fast and straightforward online - at one of world's fastest growing online book stores! Environmentally sound due to Print-on-Demand technologies.

Buy your books online at
www.morebooks.shop

Compre os seus livros mais rápido e diretamente na internet, em uma das livrarias on-line com o maior crescimento no mundo! Produção que protege o meio ambiente através das tecnologias de impressão sob demanda.

Compre os seus livros on-line em
www.morebooks.shop

info@omniscriptum.com
www.omniscriptum.com

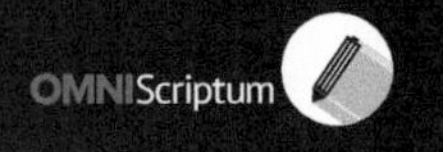

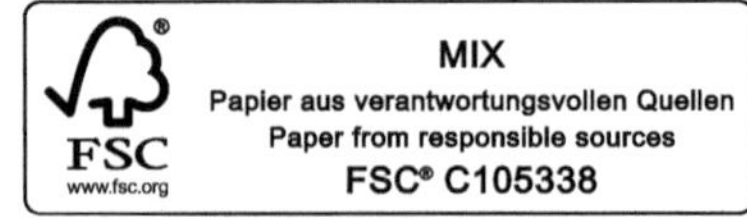

Printed by Books on Demand GmbH, Norderstedt / Germany